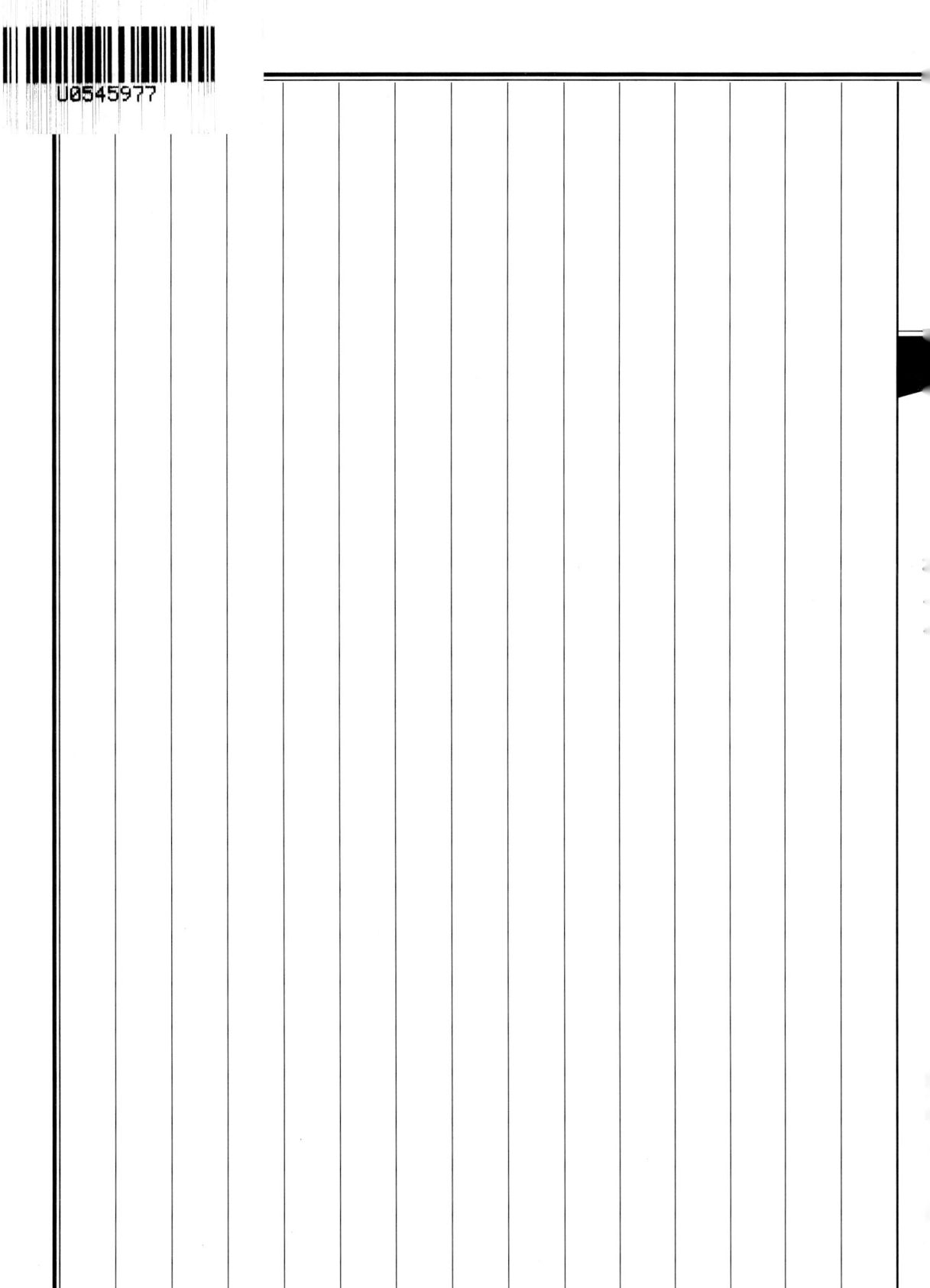

難經·難經正義目録

難經

論脈……………………………………一

論經絡……………………………………三

論藏府……………………………………一七

論病………………………………………二三

論穴道……………………………………三一

論鍼法……………………………………三九

難經正義

序…………………………………………四二

卷一………………………………………四七

卷二………………………………………四九

卷三………………………………………五〇

卷四………………………………………八八

難經

漢代・扁鵲譔

論脈

一難

曰：十二經皆有動脈，獨取寸口，以決五藏六府死生吉凶之法，何謂也？

然：寸口者，脈之大會，手太陰之脈動也。人一呼脈行三寸，一吸脈行三寸，呼吸定息，脈行六寸。人一日一夜，凡一萬三千五百息，脈行五十度，周於身。漏水下百刻，榮衛行陽二十五度，行陰亦二十五度，爲一周也，故五十度，復會於手太陰。寸口者，五藏六府之所終始，故法取於寸口也。

二難

曰：脈有尺寸，何謂也？

然：尺寸者，脈之大要會也。從關至尺，是尺內，陰之所治也。從關至魚際，是寸內，陽之所治也。故分寸爲尺，分尺爲寸。故陰得尺內一寸，陽得寸內九分。尺寸終始，一寸九分，故曰尺寸也。

三難

曰：脈有太過，有不及，有陰陽相乘，有覆有溢，有關有格，何謂也？

然：關之前者，陽之動也，脈當見九分而浮。過者，法曰太過；減者，法曰不及。遂上魚爲溢，爲外關內格，此陰乘之脈也。關之後者，陰之動也，脈當見一寸而沉。過者，法曰太過；減者，法曰不及。遂入尺爲覆，爲內關外格，此陽乘之脈也。故曰覆溢，是其真藏之脈，人不病而死也。

四難

曰：脈有陰陽之法，何謂也？

然：呼出心與肺，吸入腎與肝，呼吸之間，脾也，其脈在中。浮者陽也，沉者陰也，故曰陰陽也。

心肺俱浮，何以別之？

然：浮而大散者，心也；浮而短濇者，肺也。

腎肝俱沉，何以別之？

然：牢而長者，肝也；按之濡，舉指來實者，腎也。脾者中州，故其脈在中。是陰陽之法也。

脈有一陰一陽，一陰二陽，一陰三陽；有一陽一陰，一陽二陰，一陽三陰。如此之言，寸口有六脈俱動耶？

然：此言者，非有六脈俱動也，謂浮沉、長短、滑濇也。浮者陽也，滑者陽也，長者陽也；沉者陰也，短者陰也，濇者陰也。所謂一陰一陽者，謂脈來沉而滑也；一陰二陽者，謂脈來沉滑而長也；一陰三陽者，謂脈來浮滑而長，時一沉也。所謂一陽一陰者，謂脈來浮而濇也；一陽二陰者，謂脈來長而沉濇也；一陽三陰者，謂脈來沉濇而短，時一浮也。各以其經所在，名病逆順也。

五難

曰：脈有輕重，何謂也？

然：初持脈，如三菽之重，與皮毛相得者，肺部也；如六菽之重，與血脈相得者，心部也；如九菽之重，與肌肉相得者，脾部也；如十二菽之重，與筋平者，肝部也。按之至骨，舉指來疾者，腎部也。故曰輕重也。

六難

曰：脈有陰盛陽虛，陽盛陰虛，何謂也？

然：浮之損小，沉之實大，故曰陰盛陽虛；沉之損小，浮之實大，故曰陽盛陰虛。是陰陽虛實之意也。

七難

曰：經言少陽之至，乍小乍大，乍短乍長；陽明之至，浮大而短；太陽之至，洪大而長；太陰之至，緊大而長；少陰之至，緊細而微；厥陰之至，沉短而敦。此六者，是平脈耶？將病脈耶？

然：皆王脈也。

其氣以何月，各王幾日？

然：冬至之後，得甲子少陽王，復得甲子陽明王，復得甲子太陽王，復得甲子太陰王，復得甲子少陰王，復得甲子厥陰王。王各六十日，六六三百六十日，以成一歲。此三陽三陰之王時日大要也。

八難

曰：寸口脈平而死者，何謂也？

然：諸十二經脈者，皆繫於生氣之原。所謂生氣之原者，謂十二經之根本也，謂腎間動氣也。此五藏六府之本，十二經脈之根，呼吸之門，三焦之原。一名守邪之神。故氣者，人之根本也，根絶則莖葉枯矣。寸口脈平而死者，生氣獨絶於內也。

九難

曰：何以別知藏府之病耶？

然：數者，府也；遲者，藏也。數則爲熱，遲則爲寒。諸陽爲熱，諸陰爲寒。故以別知藏府之病也。

十難

曰：一脈爲十變者，何謂也？

然：五邪剛柔相逢之意也。假令心脈急甚者，肝邪干心也；心脈微急者，膽邪干小腸也；心脈大甚者，心邪自干心也；心脈微大者，小腸邪自干小腸也；心脈緩甚者，脾邪干心也；心脈微緩者，胃邪干小腸也；心脈濇甚者，肺邪干心也；心脈微濇者，大腸邪干小腸也；心脈沉甚者，腎邪干心也；心脈微沉者，膀胱邪干小腸也。五藏各有剛柔邪，故令一脈輒變爲十也。

十一難

曰：經言脈不滿五十動而一止，一藏無氣者，何藏也？

然：人吸者隨陰入，呼者因陽出。今吸不能至腎，至肝而還，故知一藏無氣者，腎氣先盡也。

十二難

曰：經言五藏脈已絶於內，用鍼者反實其外；五藏脈已絶於外，用鍼者反實其內。內外之絶，何以別之？

然：五藏脈已絶於內者，腎肝氣已絶於內也，而醫反補其心肺；五藏脈已絶於外者，其心肺脈已絶於外也，而醫反補其腎肝。陽絶補陰，陰絶補陽，是謂實實虛虛，損不足而益有餘。如此死者，醫殺之耳。

十三難

曰：經言見其色而不得其脈，反得相勝之脈者，即死，得相生之脈者，病即自已。色之與脈，當參相應，爲之奈何？

然：五藏有五色，皆見於面，亦當與寸口、尺内相應。假令色青，其脈當弦而急；色赤，其脈浮大而散；色黄，其脈中緩而大；色白，其脈浮濇而短；色黑，其脈沉濡而滑。此所謂五色之與脈，當參相應也。

脈數，尺之皮膚亦數；脈急，尺之皮膚亦急；脈緩，尺之皮膚亦緩；脈濇，尺之皮膚亦濇；脈滑，尺之皮膚亦滑。

五藏各有聲、色、臭、味，當與寸口、尺内相應，其不應者病也。假令色青，其脈浮濇而短，若大而緩，爲相勝；浮大而散，若小而滑，爲相生也。

經言：知一爲下工，知二爲中工，知三爲上工。上工者十全九，中工者十全七，下工者十全六。此之謂也。

十四難

曰：脈有損至，何謂也？

然：至之脈，一呼再至曰平，三至曰離經，四至曰奪精，五至曰死，六至曰命絶。此至之脈也。何謂損？

一呼一至曰離經，再呼一至曰奪精，三呼一至曰死，四呼一至曰命絶。此損之脈也。至脈從下上，損脈從上下也。

損脈之爲病奈何？

然：一損損於皮毛，皮聚而毛落；二損損於血脈，血脈虛少，不能榮於五藏六府；三損損於肌肉，肌肉消瘦，飲食不能爲肌膚；四損損於筋，筋緩不能自收持；五損損於骨，骨痿不能起於牀。反此者，至脈之病也。從上下者，骨痿不能起於牀者死；從下上者，皮聚而毛落者死。

治損之法奈何？

然：損其肺者，益其氣；損其心者，調其榮衛；損其脾者，調其飲食，適其寒溫；損其肝者，緩其中；損其腎者，益其精。此治損之法也。

脈有一呼再至，一吸再至；有一呼三至，一吸三至；有一呼四至，一吸四至；有一呼五至，一吸五至；有一呼六至，一吸六至；有一呼一至，一吸一至；有再呼一至，再吸一至；有呼吸再至。脈來如此，何以別知其病也？

然：脈來一呼再至，一吸再至，不大不小曰平。一呼三至，一吸三至，爲適得病。前大後小，即頭痛、目眩；前小後大，即胸滿、短氣。一呼四至，一吸四至，病欲甚。脈洪大者，苦煩滿；沉細者，腹中痛；滑者，傷熱；濇者，中霧露。一呼五至，一吸五至，其人當困，沉細夜加，浮大晝加，不大不小，雖困可治，其有大小者，爲難治。一呼六至，一吸六至，爲死脈也，沉細夜死，浮大晝死。一呼一至，一吸一至，名曰損，人雖能行，猶當着牀，所以然者，血氣皆不足故也。再呼一至，再吸一至，呼吸再至，名曰無魂。無魂者，當死也。人雖能行，名曰行屍。上部有脈，下部無脈，其人當吐，不吐者死。上部無脈，下部有脈，雖困無能爲害。所以然者，譬如人之有尺，樹之有根，枝葉雖枯槁，根本將自生。脈有根本，人有元氣，故知不死。

十五難

曰：經言春脈弦，夏脈鈎，秋脈毛，冬脈石。是王脈耶？將病脈也？

然：弦、鈎、毛、石者，四時之脈也。春脈弦者，肝，東方木也，萬物始生，未有枝葉。故其脈之來，濡弱而長，故曰弦。夏脈鈎者，心，南方火也，萬物之所茂，垂枝布葉，皆下曲如鈎。故其脈之來疾去遲，故曰鈎。秋脈毛者，肺，西方金也，萬物之所終，草木華葉，皆秋而落，其枝獨在，若毫毛也。故其脈之來，輕虛以浮，故曰毛。冬脈石者，腎，北方水也，萬物之所藏也，盛冬之時，水凝如石。故其脈之來，沉濡而滑，故曰石。此四時之脈也。

如有變奈何？

然：春脈弦，反者爲病。何謂反？

然：其氣來實強，是謂太過，病在外；氣來虛微，是謂不及，病在內。氣來厭厭聶聶，如循榆葉曰平；益實而滑，如循長竿曰病；急而勁益強，如新張弓弦曰死。春脈微弦曰平，弦多胃氣少曰病，但弦無胃氣曰死。春以胃氣爲本。

夏脈鉤，反者爲病。何謂反？

然：其氣來實強，是謂太過，病在外；氣來虛微，是謂不及，病在內。其脈來累累如環，如循琅玕曰平；來而益數，如雞舉足者曰病；前曲後居，如操帶鉤曰死。夏脈微鉤曰平，鉤多胃氣少曰病，但鉤無胃氣曰死。夏以胃氣爲本。

秋脈毛，反者爲病。何謂反？

然：其氣來實強，是謂太過，病在外；氣來虛微，是謂不及，病在內。其脈來藹藹如車蓋，按之益大曰平；不上不下，如循雞羽曰病；按之蕭索，如風吹毛曰死。秋脈微毛曰平，毛多胃氣少曰病，但毛無胃氣曰死。秋以胃氣爲本。

冬脈石，反者爲病。何謂反？

然：其氣來實強，是謂太過，病在外；氣來虛微，是謂不及，病在內。脈來上大下兌，濡滑如雀之喙曰平；啄啄連屬，其中微曲曰病；來如解索，去如彈石曰死。冬脈微石曰平，石多胃氣少曰病，但石無胃氣曰死。冬以胃氣爲本。胃者，水穀之海，主稟。四時皆以胃氣爲本，是謂四時之變病，死生之要會也。脾者，中州也，其平和不可得見，衰乃見耳。來如雀之啄，如水之下漏，是脾衰之見也。

十六難

曰：脈有三部九候，有陰陽，有輕重，有六十首，一脈變爲四時，離聖久遠，各自是其法，何以别之？

然：是其病，有内外證。

其病爲之奈何？

然：假令得肝脈，其外證善潔，面青，善怒；其内證臍左有動氣，按之牢若痛；其病四肢滿，閉淋，溲便難，轉筋。有是者肝也，無是者非也。

假令得心脈，其外證面赤，口干，喜笑；其内證臍上有動氣，按之牢若痛；其病煩心，心痛，掌中熱而啘。有是者心也，無是者非也。

假令得脾脈，其外證面黄，善噫，善思，善味；其内證當臍有動氣，按之牢若痛；其病腹脹滿，食不消，體重節痛，怠惰嗜臥，四肢不收。有是者脾也，無是者非也。

假令得肺脈，其外證面白，善嚏，悲愁不樂，欲哭；其内證臍右有動氣，按之牢若痛；其病喘欬，灑淅寒熱。有是者肺也，無是者非也。

假令得腎脈，其外證面黑，善恐欠；其内證臍下有動氣，按之牢若痛；其病逆氣，小腹急痛，泄如下重，足脛寒而逆。有是者腎也，無是者非也。

十七難

曰：經言病或有死，或有不治自愈，或連年月不已，其死生存亡，可切脈而知之耶？

然：可盡知也。

診病若閉目不欲見人者，脈當得肝脈強急而長，反得肺脈浮短而濇者，死也。

病若開目而渴，心下牢者，脈當得緊實而數，而反得沉濇而微者，死也。

病若吐血，復鼽衄血者，脈當沉細，而反浮大而牢者，死也。

病若譫言妄語，身當有熱，脈當洪大，而反手足厥逆，脈沉細而微者，死也。

病若大腹而泄者，脈當微細而濇，反緊大而滑者，死也。

十八難

曰：脈有三部，部有四經，手有太陰、陽明，足有太陽、少陰，爲上下部，何謂也？

然：手太陰、陽明，金也；足少陰、太陽，水也。金生水，水流下行而不能上，故在下部也。

足厥陰、少陽，木也，生手太陽、少陰火，火炎上行而不能下，故爲上部。

手心主少陽火，生足太陰陽明土，土主中宮，故在中部也。

此皆五行子母更相生養者也。

脈有三部九候，各何主之？

然：三部者，寸、關、尺也。九候者，浮、中、沉也。

上部法天，主胸以上至頭之有疾也；中部法人，主膈以下至臍之有疾也；下部法地，主臍以下至足之有疾也。審而刺之者也。

人病有沉滯久積聚，可切脈而知之耶？

然：診病在右脇有積氣，得肺脈結，脈結甚則積甚，結微則氣微。

診不得肺脈，而右脇有積氣者，何也？

然：肺脈雖不見，右手脈當沉伏。

其外痼疾同法耶？將異也？

然：結者，脈來去時一止，無常數，名曰結也。伏者，脈行筋下也。浮者，脈在肉上行也。左右表裏，法皆如此。假令脈結伏者，內無積聚；脈浮結者，外無痼疾；有積聚，脈不結伏；有痼疾，脈不浮結。爲脈不應病，病不應脈，是爲死病也。

十九難

曰：經言脈有逆順，男女有恆。而反者，何謂也？

然：男子生於寅，寅爲木，陽也。女子生於申，申爲金，陰也。故男脈在關上，女脈在關下。是以男子尺脈恒弱，女子尺脈恒盛，是其常也。反者，男得女脈，女得男脈也。

其爲病何如？

然：男得女脈爲不足，病在內。左得之，病在左；右得之，病在右，隨脈言之也。女得男脈爲太過，病在四肢。左得之，病在左；右得之，病在右，隨脈言之，此之謂也。

二十難

曰：經言脈有伏匿。伏匿於何藏而言伏匿耶？

然：謂陰陽更相乘、更相伏也。脈居陰部而反陽脈見者，爲陽乘陰也；雖陽脈，時沉濇而短，此謂陽中伏陰也。脈居陽部而反陰脈見者，爲陰乘陽也；雖陰脈，時浮滑而長，此謂陰中伏陽也。重陽者狂，重陰者癲。脱陽者，見鬼；脱陰者，目盲。

二十一難

曰：經言人形病，脈不病，曰生；脈病，形不病，曰死。何謂也？

然：人形病，脈不病，非有不病者也，謂息數不應脈數也。此大法。

二十二難

曰：經言脈有是動，有所生病。一脈變爲二病者，何也？

然：經言是動者，氣也；所生病者，血也。邪在氣，氣爲是動；邪在血，血爲所生病。氣主呴之，血主濡之。氣留而不行者，爲氣先病也；血壅而不濡者，爲血後病也。故先爲是動，後所生病也。

論經絡

二十三難

曰：手足三陰三陽，脈之度數，可曉以不？

然：手三陽之脈，從手至頭，長五尺，五六合三丈。

手三陰之脈，從手至胸中，長三尺五寸，三六一丈八尺，五六三尺，合二丈一尺。

足三陽之脈，從足至頭，長八尺，六八四丈八尺。足三陰之脈，從足至胸，長六尺五寸，六六三丈六尺，五六三尺，合三丈九尺。

人兩足蹺脈，從足至目，長七尺五寸，二七一丈四尺，二五一尺，合一丈五尺。

督脈、任脈，各長四尺五寸，二四八尺，二五一尺，合九尺。

凡脈長一十六丈二尺，此所謂經脈長短之數也。

經脈十二，絡脈十五，何始何窮也？

然：經脈者，行血氣，通陰陽，以榮於身者也。其始從中焦，注手太陰、陽明；陽明注足陽明、太陰；太陰注手少陰、太陽；太陽注足太陽、少陰；少陰注手心主、少陽；少陽注足少陽、厥陰；厥陰復還注手太陰。別絡十五，皆因其原，如環無端，轉相灌溉，朝於寸口、人迎，以處百病，而決死生也。

經云：明知終始，陰陽定矣。何謂也？

然：終始者，脈之紀也。寸口、人迎，陰陽之氣通於朝使，如環無端，故曰始也。終者，三陰三陽之脈絶，絶則死。死各有形，故曰終也。

二十四難

曰：手足三陰三陽氣已絶，何以爲候？可知其吉凶不？

然：足少陰氣絶，即骨枯。少陰者，冬脈也，伏行而溫於骨髓。故骨髓不溫，即肉不着骨；骨肉不相親，即肉濡而卻；肉濡而卻，故齒長而枯，發無潤澤；無潤澤者，骨先死。戊日篤，己日死。

足太陰氣絶，則脈不榮其口脣。口脣者，肌肉之本也。脈不榮，則肌肉不滑澤；肌肉不滑澤，則人中滿；人中滿，則脣反；脣反，則肉先死。甲日篤，乙日死。

足厥陰氣絶，即筋縮引卵與舌卷。厥陰者，肝脈也。肝者，筋之合也。筋者，聚於陰器而絡於舌本，故脈不榮，則筋縮急；筋縮急即引卵與舌。故舌卷卵縮，此筋先死。庚日篤，辛日死。

手太陰氣絶，即皮毛焦。太陰者，肺也，行氣溫於皮毛者也。氣弗榮，則皮毛焦；皮毛焦，則津液去；津液去，則皮節傷；皮節傷，則皮枯毛折；毛折者，則毛先死。丙日篤，丁日死。

手少陰氣絶，則脈不通；脈不通，則血不流；血不流，則色澤去。故面色黑如黧，此血先死。壬日篤，癸日死。

三陰氣俱絶者，則目眩轉、目瞑，目瞑者，爲失志；失志者，則志先死。死，即目瞑也。

六陽氣俱絶者，則陰與陽相離。陰陽相離，則腠理泄，絶汗乃出，大如貫珠，轉出不流，即氣先死。旦占夕死，夕占旦死。

二十五難

曰：有十二經，五藏六府十一耳，其一經者，何等經也？

然：一經者，手少陰與心主別脈也。心主與三焦爲表裏，俱有名而無形，故言經有十二也。

二十六難

曰：經有十二，絡有十五，餘三絡者，是何等絡也？

然：有陽絡，有陰絡，有脾之大絡。陽絡者，陽蹺之絡也。陰絡者，陰蹺之絡也。故絡有十五焉。

二十七難

曰：脈有奇經八脈者，不拘於十二經，何也？

然：有陽維，有陰維，有陽蹺，有陰蹺，有衝，有督，有任，有帶之脈。凡此八脈者，皆不拘於經，故曰奇經八脈也。

經有十二，絡有十五，凡二十七，氣相隨上下，何獨不拘於經也？

然：聖人圖設溝渠，通利水道，以備不虞。天雨降下，溝渠溢滿，當此之時，雱霈妄行，聖人不能復圖也。此絡脈滿溢，諸經不能復拘也。

二十八難

曰：其奇經八脈者，既不拘於十二經，皆何起何繼也？

然：督脈者，起於下極之俞，並於脊裏，上至風府，入屬於腦。

任脈者，起於中極之下，以上毛際，循腹裏，上關元，至喉咽。

衝脈者，起於氣衝，並足陽明之經，夾臍上行，至胸中而散也。

帶脈者，起於季脇，迴身一周。陽蹺脈者，起於跟中，循外踝上行，入風池。

陰蹺脈者，亦起於跟中，循內踝上行，至咽喉，交貫衝脈。

陽維、陰維者，維絡於身，溢畜，不能環流灌溉諸經者也。故陽維起於諸陽會也，陰維起於諸陰交也。

比於聖人圖設溝渠，溝渠滿溢，流於深湖，故聖人不能拘通也。而人脈隆盛，入於八脈而不還周，故十二經亦有不能拘之。其受邪氣，畜則腫熱，砭射之也。

二十九難

曰：奇經之爲病，何如？

然：陽維維於陽，陰維維於陰，陰陽不能自相維，則悵然失志，溶溶不能自收持。

陽維爲病苦寒熱，陰維爲病苦心痛。

陰蹺爲病，陽緩而陰急；陽蹺爲病，陰緩而陽急。

衝之爲病，逆氣而裏急。

督之爲病，脊強而厥。

任之爲病，其內苦結，男子爲七疝，婦子爲瘕聚。帶之爲病，腹滿，腰溶溶若坐水中。此奇經八脈之爲病也。

三十難

曰：榮氣之行，常與衛氣相隨不？

然：經言人受氣於穀，穀入於胃，乃傳於五藏六府，五藏六府皆受於氣。其清者爲榮，濁者爲衛；榮行脈中，衛行脈外；榮周不息，五十而復大會。陰陽相貫，如環之無端，故知榮衛相隨也。

三十一難

曰：三焦者，何稟何生？何始何終？其治常在何許？可曉以不？

然：三焦者，水穀之道路，氣之所終始也。

上焦者，在心下，下膈，在胃上口，主內而不出。其治在膻中，玉堂下一寸六分，直兩乳間陷者是。

中焦者，在胃中脘，不上不下，主腐熟水穀，其治在臍旁。

下焦者，當膀胱上口，主分別清濁，主出而不內，以傳導也。其治在臍下一寸，故名曰三焦，其府在氣街。

三十二難

曰：五藏俱等，而心肺獨在膈上者，何也？

然：心者血，肺者氣。血爲榮，氣爲衛，相隨上下，謂之榮衛。通行經絡，營周於外，故令心肺獨在膈上也。

三十三難

曰：肝青象木，肺白象金。肝得水而沉，木得水而浮；肺得水而浮，金得水而沉。其意何也？

然：肝者，非爲純木也，乙角也，庚之柔。大言陰與陽，小言夫與婦。釋其微陽，而吸其微陰之氣，其意樂金，又行陰道多，故令肝得水而沉也。肺者，非爲純金也，辛商也，丙之柔。大言陰與陽，小言夫與婦。釋其微陰，婚而就火，其意樂火，又行陽道多，故令肺得水而浮也。肺熟而復沉，肝熟而復浮者，何也？故知辛當歸庚，乙當歸甲也。

三十四難

曰：五藏各有聲、色、臭、味、液，皆可曉知以不？

然：《十變》言：肝色青，其臭臊，其味酸，其聲呼，其液泣；心色赤，其臭焦，其味苦，其聲言，其液汗；

脾色黄，其臭香，其味甘，其聲歌，其液涎；肺色白，其臭腥，其味辛，其聲哭，其液涕；腎色黑，其臭腐，其味鹹，其聲呻，其液唾。是五藏聲、色、臭、味、液也。

五藏有七神，各何所藏耶？

然：藏者，人之神氣所舍藏也。故肝藏魂，肺藏魄，心藏神，脾藏意與智，腎藏精與志也。

三十五難

曰：五藏各有所府皆相近，而心肺獨去大腸、小腸遠者，何也？

然：經言心榮肺衛，通行陽氣，故居在上；大腸、小腸，傳陰氣而下，故居在下。所以相去而遠也。

又諸府者，皆陽也，清淨之處。今大腸、小腸、胃與膀胱，皆受不淨，其意何也？

然：諸府者，謂是非也。經言：小腸者，受盛之府也；大腸者，傳瀉行道之府也；膽者，清淨之府也；胃者，水穀之府也；膀胱者，津液之府也。一府猶無兩名，故知非也。小腸者，心之府；大腸者，肺之府；膽者，肝之府；胃者，脾之府；膀胱者，腎之府。小腸謂赤腸，大腸謂白腸，膽者謂青腸，胃者謂黄腸，膀胱者謂黑腸。下焦之所治也。

三十六難

曰：藏各有一耳，腎獨有兩者，何也？

然：腎兩者，非皆腎也。其左者爲腎，右者爲命門。命門者，諸神精之所舍，原氣之所繫也；男子以藏精，女子以繫胞。故知腎有一也。

三十七難

曰：五藏之氣，於何發起，通於何許，可曉以不？

然：五藏者，常內閱於上七竅也。故肺氣通於鼻，鼻和則知香臭矣；肝氣通於目，目和則知黑白矣；脾氣通於口，口和則知穀味矣；心氣通於舌，舌和則知五味矣；腎氣通於耳，耳和則知五音矣。五藏不和，則七竅不通；六府不和，則留結爲癰。

邪在六府，則陽脈不和；陽脈不和，則氣留之；氣留之，則陽脈盛矣。

邪在五藏，則陰脈不和；陰脈不和，則血留之；血留之，則陰脈盛矣。陰氣太盛，則陽氣不得相營也，故曰格。陽氣太盛，則陰氣不得相營也，故曰關。陰陽俱盛，不得相營也，故曰關格。關格者，不得盡其命而死矣。

經言氣獨行於五藏，不營於六府者，何也？

然：夫氣之所行也，如水之流，不得息也。故陰脈營於五藏，陽脈營於六府，如環無端，莫知其紀，終而復始，其不覆溢，人氣內溫於藏府，外濡於腠理。

三十八難

曰：藏唯有五，府獨有六者，何也？

然：所以府有六者，謂三焦也。有原氣之別焉，主持諸氣，有名而無形，其經屬手少陽，此外府也，故言府有六焉。

三十九難

曰：經言府有五，藏有六者，何也？

然：六府者，正有五府也。五藏亦有六藏者，謂腎有兩藏也。其左爲腎，右爲命門。命門者，謂精神之所舍也；男子以藏精，女子以繫胞，其氣與腎通。故言藏有六也。

府有五者，何也？

然：五藏各一府，三焦亦是一府，然不屬於五藏，故言府有五焉。

四十難

曰：經言肝主色，心主臭，脾主味，肺主聲，腎主液。鼻者，肺之候，而反知香臭；耳者，腎之候，而反聞聲。其意何也？

然：肺者，西方金也，金生於巳。巳者南方火，火者心，心主臭，故令鼻知香臭。腎者，北方水也，水生於申。申者西方金，金者肺，肺主聲，故令耳聞聲。

四十一難

曰：肝獨有兩葉，以何應也？

然：肝者，東方木也，木者，春也。萬物始生，其尚幼小，意無所親，去太陰尚近，離太陽不遠，猶有兩心，故有兩葉，亦應木葉也。

四十二難

曰：人腸胃長短，受水穀多少，各幾何？

然：胃大一尺五寸，徑五寸，長二尺六寸，橫屈，受水穀三斗五升，其中常留穀二斗，水一斗五升。小腸大二寸半，徑八分，分之少半，長三丈二尺，受穀二斗四升，水六升三合，合之大半。迴腸大四寸，徑一寸半，長二丈一尺，受穀一斗，水七升半。廣腸大八寸，徑二寸半，長二尺八寸，受穀九升三合，八分合之一。故腸胃凡長五丈八尺四寸，合受水穀八斗七升六合，八分合之一。此腸胃長短，受水穀之數也。

肝重四斤四兩，左三葉，右四葉，凡七葉，主藏魂。心重十二兩，中有七孔三毛，盛精汁三合，主藏神。脾重二斤三兩，扁廣三寸，長五寸，有散膏半斤，主裹血，溫五藏，主藏意。肺重三斤三兩，六葉兩耳，凡八葉，主藏魄。腎有兩枚，重一斤一兩，主藏志。

膽在肝之短葉間，重三兩三銖，盛精汁三合。胃重二斤二兩，紆曲屈伸，長二尺六寸，大一尺五寸，徑五寸，盛穀二斗，水一斗五升。小腸重二斤十四兩，長三丈二尺，廣二寸半，徑八分，分之少半，左迴疊積十六曲，盛穀二斗四升，水六升三合，合之大半。大腸重二斤十二兩，長二丈一尺，廣四寸，徑一寸，當臍右迴十六曲，盛穀一斗，水七升半。膀胱重九兩二銖，從廣九寸，盛溺九升九合。

口廣二寸半，脣至齒，長九分。齒以後至會厭，深三寸半，大容五合。舌重十兩，長七寸，廣二寸半。咽門重十二兩，廣二寸半，至胃長一尺六寸。喉嚨重十二兩，廣二寸，長一尺二寸，九節。肛門重十二兩，大八寸，徑二寸大半，長二尺八寸，受穀九升三合，八分合之一。

四十三難

曰：人不食飲，七日而死者，何也？

然：人胃中當有留穀二鬥，水一鬥五升。故平人日再至圊，一行二升半，一日中五升，七日五七三鬥五升，而水穀盡矣。故平人不食飲七日而死者，水穀津液俱盡，即死矣。

四十四難

曰：七衝門何在？

然：脣爲飛門，齒爲戶門，會厭爲吸門，胃爲賁門，太倉下口爲幽門，大腸小腸會爲闌門，下極爲魄門，故曰七衝門也。

四十五難

曰：經言八會者，何也？

然：府會太倉，藏會季脇，筋會陽陵泉，髓會絶骨，血會膈俞，骨會大抒，脈會太淵，氣會三焦外一筋直兩乳內也。熱病在內者，取其會之氣穴也。

四十六難

曰：老人臥而不寐，少壯寐而不寤者，何也？

然：經言少壯者，血氣盛，肌肉滑，氣道通，榮衛之行不失於常，故晝日精，夜不寤也。老人血氣衰，肌肉不滑，榮衛之道濇，故晝日不能精，夜不得寐也。故知老人不得寐也。

四十七難

曰：人面獨能耐寒者，何也？

然：人頭者，諸陽之會也。諸陰脈皆至頸，胸中而還，獨諸陽脈皆上至頭耳，故令面耐寒也。

論病

四十八難

曰：人有三虛三實，何謂也？

然：有脈之虛實，有病之虛實，有診之虛實也。脈之虛實者，濡者爲虛，牢者爲實。病之虛實者，出者爲虛，入者爲實；言者爲虛，不言者爲實；緩者爲虛，急者爲實。診之虛實者，癢者爲虛，痛者爲實；外痛內快，爲外實內虛；內痛外快，爲內實外虛。故曰虛實也。

四十九難

曰：有正經自病，有五邪所傷，何以別之？

然：憂愁思慮則傷心；形寒飲冷則傷肺；恚怒氣逆，上而不下則傷肝；飲食勞倦則傷脾；久坐濕地，強力入水則傷腎。是正經之自病也。

何謂五邪？

然：有中風，有傷暑，有飲食勞倦，有傷寒，有中濕。此之謂五邪。

假令心病，何以知中風得之？

然：其色當赤。何以言之？肝主色，自入爲青，入心爲赤，入脾爲黄，入肺爲白，入腎爲黑。肝爲心邪，故知當赤色。其病身熱，脇下滿痛，其脈浮大而弦。

何以知傷暑得之？

然：當惡臭。何以言之？心主臭，自入爲焦臭，入脾爲香臭，入肝爲臊臭，入腎爲腐臭，入肺爲腥臭。故知心病傷暑得之，當惡臭。其病身熱而煩，心痛，其脈浮大而散。

何以知飲食勞倦得之？

然：當喜苦味也。虚爲不欲食，實爲欲食。何以言之？脾主味，入肝爲酸，入心爲苦，入肺爲辛，入腎爲鹹，自入爲甘。故知脾邪入心，爲喜苦味也。其病身熱而體重，嗜卧，四肢不收，其脈浮大而緩。

何以知傷寒得之？

然：當譫言妄語。何以言之？肺主聲，入肝爲呼，入心爲言，入脾爲歌，入腎爲呻，自入爲哭。故知肺邪入心，爲譫言妄語也。其病身熱，灑灑惡寒，甚則喘欬，其脈浮大而濇。

何以知中濕得之？

然：當喜汗出不可止。何以言之？腎主濕，入肝爲泣，入心爲汗，入脾爲涎，入肺爲涕，自入爲唾。故知腎邪入心，爲汗出不可止也。其病身熱而小腹痛，足脛寒而逆，其脈沉濡而大。此五邪之法也。

五十難

曰：病有虛邪，有實邪，有賊邪，有微邪，有正邪，何以別之？

然：從後來者爲虛邪，從前來者爲實邪，從所不勝來者爲賊邪，從所勝來者爲微邪，自病者爲正邪。何以言之？假令心病，中風得之爲虛邪，傷暑得之爲正邪，飲食勞倦得之爲實邪，傷寒得之爲微邪，中濕得之爲賊邪。

五十一難

曰：病有欲得溫者，有欲得寒者，有欲得見人者，有不欲得見人者，而各不同，病在何藏府也？

然：病欲得寒，而欲見人者，病在府也；病欲得溫，而不欲見人者，病在藏也。何以言之？府者，陽也，陽病欲得寒，又欲見人；藏者，陰也，陰病欲得溫，又欲閉戶獨處，惡聞人聲。故以別知藏府之病也。

五十二難

曰：藏府發病，根本等不？

然：不等也。其不等奈何？

然：藏病者，止而不移，其病不離其處；府病者，仿佛賁響，上下行流，居處無常。故以此知藏府根本不同也。

五十三難

曰：經言七傳者死，間藏者生，何謂也？

然：七傳者，傳其所勝也。間藏者，傳其子也。何以言之？假令心病傳肺，肺傳肝，肝傳脾，脾傳腎，腎傳心，一藏不再傷，故言七傳者死也。間藏者，傳其所生也。假令心病傳脾，脾傳肺，肺傳腎，腎傳肝，肝傳心，是母子相傳，竟而復始，如環無端，故曰生也。

五十四難

曰：藏病難治，府病易治，何謂也？

然：藏病所以難治者，傳其所勝也；府病易治者，傳其子也。與七傳、間藏同法也。

五十五難

曰：病有積、有聚，何以別之？

然：積者，陰氣也；聚者，陽氣也。故陰沉而伏，陽浮而動。氣之所積，名曰積；氣之所聚，名曰聚。故積者，五藏所生；聚者，六府所成也。積者，陰氣也，其始發有常處，其痛不離其部，上下有所終始，左右有所窮處；聚者，陽氣也，其始發無根本，上下無所留止，其痛無常處，謂之聚。故以是別知積聚也。

五十六難

曰：五藏之積，各有名乎？以何月何日得之？

然：肝之積，名曰肥氣，在左脇下，如覆杯，有頭足。久不愈，令人發欬逆、㾬瘧，連歲不已。以季夏戊己日得之。何以言之？肺病傳於肝，肝當傳脾，脾季夏適王，王者不受邪，肝復欲還肺，肺不肯受，故留結爲積。故知肥氣以季夏戊己日得之。

心之積，名曰伏梁，起臍上，大如臂，上至心下。久不愈，令人病煩心。以秋庚辛日得之。何以言之？腎病傳心，心當傳肺，肺以秋適王，王者不受邪，心復欲還腎，腎不肯受，故留結爲積。故知伏梁以秋庚辛日得之。

脾之積，名曰痞氣，在胃脘，覆大如盤。久不愈，令人四肢不收，發黄疸，飲食不爲肌膚。以冬壬癸日得之。何以言之？肝病傳脾，脾當傳腎，腎以冬適王，王者不受邪，脾復欲還肝，肝不肯受，故留結爲積。故知痞氣以冬壬癸日得之。

肺之積，名曰息賁，在右脇下，覆大如杯。久不已，令人灑淅寒熱，喘欬，發肺壅。以春甲乙日得之。

何以言之？心病傳肺，肺當傳肝，肝以春適王，王者不受邪，肺復欲還心，心不肯受，故留結爲積。故知息賁以春甲乙日得之。

腎之積，名曰賁豚，發於少腹，上至心下，若豚狀，或上或下無時。久不已，令人喘逆，骨痿少氣。以夏丙丁日得之。何以言之？脾病傳腎，腎當傳心，心以夏適王，王者不受邪，腎復欲還脾，脾不肯受，故留結爲積。故知賁豚以夏丙丁日得之。此五積之要法也。

五十七難

曰：泄凡有幾？皆有名不？

然：泄凡有五，其名不同。有胃泄，有脾泄，有大腸泄，有小腸泄，有大瘕泄，名曰後重。胃泄者，飲食不化，色黃。脾泄者，腹脹滿，泄注，食即嘔吐逆。大腸泄者，食已窘迫，大便色白，腸鳴切痛。小腸泄者，溲而便膿血，少腹痛。大瘕泄者，裏急後重，數至圊而不能便，莖中痛。此五泄之要法也。

五十八難

曰：傷寒有幾？其脈有變不？

然：傷寒有五，有中風，有傷寒，有濕溫，有熱病，有溫病，其所苦各不同。

中風之脈，陽浮而滑，陰濡而弱；濕溫之脈，陽濡而弱，陰小而急；傷寒之脈，陰陽俱盛而緊濇；熱病之脈，陰陽俱浮，浮之而滑，沉之散濇；溫病之脈，行在諸經，不知何經之動也，各隨其經所在而取之。

傷寒有汗出而愈，下之而死者；有汗出而死，下之而愈者，何也？

然：陽虛陰盛，汗出而愈，下之即死；陽盛陰虛，汗出而死，下之而愈。

寒熱之病，候之如何也？

然：皮寒熱者，皮不可近席，毛發焦，鼻槁，不得汗；肌寒熱者，皮肤痛，脣舌槁，無汗；骨寒熱者，病無所安，汗注不休，齒本槁痛。

五十九難

曰：狂癲之病，何以別之？

然：狂疾之始發，少卧而不飢，自高賢也，自辨智也，自貴倨也，妄笑，好歌樂，妄行不休是也。癲疾始發，意不樂，直視僵仆。其脈三部陰陽俱盛是也。

六十難

曰：頭心之病，有厥痛，有真痛，何謂也？

然：手三陽之脈，受風寒，伏留而不去者，則名厥頭痛；入連在腦者，名真頭痛。其五藏氣相干，名厥心痛；其痛甚，但在心，手足青者，即名真心痛。其真心痛者，旦發夕死，夕發旦死。

六十一難

曰：經言，望而知之謂之神，聞而知之謂之聖，問而知之謂之工，切脈而知之謂之巧。何謂也？

然：望而知之者，望見其五色，以知其病。聞而知之者，聞其五音，以別其病。問而知之者，問其所欲五味，以知其病所起所在也。切脈而知之者，診其寸口，視其虛實，以知其病，病在何藏府也。經言，以外知之曰聖，以內知之曰神，此之謂也。

論穴道

六十二難

曰：藏井滎有五，府獨有六者，何謂也？

然：府者，陽也。三焦行於諸陽，故置一俞，名曰原。府有六者，亦與三焦共一氣也。

六十三難

曰：《十變》言，五藏六府滎合，皆以井爲始者，何也？

然：井者，東方春也，萬物之始生。諸蚑行喘息，蜎飛蠕動，當生之物，莫不以春生。故歲數始於春，日數始於甲，故以井爲始也。

六十四難

曰：《十變》又言，陰井木，陽井金；陰滎火，陽滎水；陰俞土，陽俞木；陰經金，陽經火；陰合水，陽合土。陰陽皆不同，其意何也？

然：是剛柔之事也。陰井乙木，陽井庚金。陽井庚，庚者，乙之剛也；陰井乙，乙者，庚之柔也。乙爲木，故言陰井木也；庚爲金，故言陽井金也。餘皆仿此。

六十五難

曰：經言，所出爲井，所入爲合，其法奈何？

然：所出爲井，井者，東方春也，萬物之始生，故言所出爲井也。所入爲合，合者，北方冬也，陽氣入藏，故言所入爲合也。

六十六難

曰：經言，肺之原，出於太淵；心之原，出於太陵；肝之原，出於太衝；脾之原，出於大白；腎之原，出於太溪；少陰之原，出於兌骨；膽之原，出於丘墟；胃之原，出於衝陽；三焦之原，出於陽池；膀胱之原，出於京骨；大腸之原，出於合谷；小腸之原，出於腕骨。十二經皆以俞爲原者，何也？

然：五藏俞者，三焦之所行，氣之所留止也。

三焦所行之俞爲原者，何也？

然：臍下腎間動氣者，人之生命也，十二經之根本也，故名曰原。三焦者，原氣之別使也，主通行三氣，經歷於五藏六府。原者，三焦之尊號也，故所止輒爲原。五藏六府之有病者，皆取其原也。

六十七難

曰：五藏募皆在陰，而俞皆在陽者，何謂也？

然：陰病行陽，陽病行陰。故令募在陰，俞在陽。

六十八難

曰：五藏六府，皆有井、滎、俞、經、合，皆何所主？

然：經言，所出爲井，所流爲滎，所注爲俞，所行爲經，所入爲合。井主心下滿，滎主身熱，俞主體重節痛，經主喘欬寒熱，合主逆氣而泄。此五藏六府井、滎、俞、經、合所主病也。

六十九難

曰：經言，虛者補之，實者瀉之，不虛不實，以經取之，何謂也？

然：虛者補其母，實者瀉其子，當先補之，然後瀉之。不虛不實，以經取之者，是正經自生病，不中他邪也，當自取其經，故言以經取之。

七十難

曰：春夏刺淺，秋冬刺深者，何謂也？

然：春夏者，陽氣在上，人氣亦在上，故當淺取之；秋冬者，陽氣在下，人氣亦在下，故當深取之。

春夏各致一陰，秋冬各致一陽者，何謂也？

然：春夏溫，必致一陰者，初下鍼，沉之至腎肝之部，得氣，引持之陰也。秋冬寒，必致一陽者，初內鍼，淺而浮之至心肺之部，得氣，推內之陽也。是謂春夏必致一陰，秋冬必致一陽。

七十一難

曰：經言，刺榮無傷衛，刺衛無傷榮，何謂也？

然：鍼陽者，臥鍼而刺之；刺陰者，先以左手攝按所鍼榮俞之處，氣散乃内鍼。是謂刺榮無傷衛，刺衛無傷榮也。

七十二難

曰：經言，能知迎隨之氣，可令調之。調氣之方，必在陰陽。何謂也？

然：所謂迎隨者，知榮衛之流行，經脈之往來也。隨其逆順而取之，故曰迎隨。調氣之方，必在陰陽者，知其内外表裏，隨其陰陽而調之，故曰調氣之方，必在陰陽。

七十三難

曰：諸井者，肌肉淺薄，氣少不足使也，刺之奈何？

然：諸井者，木也；滎者，火也；火者，木之子。當刺井者，以滎瀉之。故經言補者不可以爲瀉，瀉者不可以爲補，此之謂也。

七十四難

曰：經言，春刺井，夏刺滎，季夏刺俞，秋刺經，冬刺合者，何謂也？

然：春刺井者，邪在肝；夏刺滎者，邪在心；季夏刺俞者，邪在脾；秋刺經者，邪在肺；冬刺合者，邪在腎。

其肝、心、脾、肺、腎，而繫於春、夏、秋、冬者，何也？

然：五藏一病，輒有五也。假令肝病，色青者肝也，臊臭者肝也，喜酸者肝也，喜呼者肝也，喜泣者肝也。其病衆多，不可盡言也。四時有數，而並繫於春、夏、秋、冬者也。鍼之要妙，在於秋毫者也。

七十五難

曰：經言，東方實，西方虛；瀉南方，補北方，何謂也？

然：金、木、水、火、土，當更相平。東方木也，西方金也。木欲實，金當平之；火欲實，水當平之；土欲實，木當平之；金欲實，火當平之；水欲實，土當平之。東方肝也，則知肝實；西方肺也，則知肺虛。瀉南方火，補北方水。南方火，火者，木之子也；北方水，水者，木之母也。水勝火。子能令母實，母能令子虛，故瀉火補水，欲令金不得平木也。經曰：不能治其虛，何問其餘，此之謂也。

七十六難

曰：何謂補瀉？當補之時，何所取氣？當瀉之時，何所置氣？

然：當補之時，從衛取氣；當瀉之時，從榮置氣。其陽氣不足，陰氣有餘，當先補其陽，而後瀉其陰；陰氣不足，陽氣有餘，當先補其陰，而後瀉其陽。榮衛通行，此其要也。

七十七難

曰：經言，上工治未病，中工治已病，何謂也？

然：所謂治未病者，見肝之病，則知肝當傳之與脾，故先實其脾氣，無令得受肝之邪，故曰治未病焉。中工者，見肝之病，不曉相傳，但一心治肝，故曰治已病也。

七十八難

曰：鍼有補瀉，何謂也？

然：補瀉之法，非必呼吸出內鍼也。知爲鍼者，信其左；不知爲鍼者，信其右。當刺之時，先以左手厭按所鍼榮、俞之處，彈而努之，爪而下之，其氣之來，如動脈之狀，順鍼而刺之。得氣，因推而內之，是謂補；

動而伸之，是謂瀉。不得氣，乃與男外女內；不得氣，是謂十死不治也。

七十九難

曰：經言，迎而奪之，安得無虛？隨而濟之，安得無實？虛之與實，若得若失；實之與虛，若有若無，何謂也？

然：迎而奪之者，瀉其子也；隨而濟之者，補其母也。假令心病，瀉手心主俞，是謂迎而奪之者也；補手心主井，是謂隨而濟之者也。所謂實之與虛者，牢濡之意也。氣來實牢者爲得，濡虛者爲失，故曰若得若失也。

八十難

曰：經言，有見如入，有見如出者，何謂也？

然：所謂有見如入，有見如出者，謂左手見氣來至，乃內鍼，鍼入見氣盡，乃出鍼。是謂有見如入，有見如出也。

八十一難

曰：經言，無實實虛虛，損不足而益有餘，是寸口脈耶？將病自有虛實耶？其損益奈何？

然：是病，非謂寸口脈也，謂病自有虛實也。假令肝實而肺虛，肝者木也，肺者金也，金木當更相平，當知金平木。假令肺實而肝虛，微少氣，用鍼不補其肝，而反重實其肺，故曰實實虛虛，損不足而益有餘。此者中工之所害也。

難經正義

清代・葉霖 著

序

醫書之繁，汗牛充棟，然剽襲僞託者多矣，何從而信之哉，亦在慎辨之爾。辨之法有三：考其年以求其世；此後味其辭而索其旨之淺深；臨其診以證其言之是非，而真僞無所匿矣。執是以觀古今醫籍，益十不失一焉。若世傳之《難經》者，楊玄操序言渤海秦越人所作，殆難窮考，而仲景《傷寒論》自序，有撰用《素問》九卷、《八十一難》云云，其爲漢以前書無疑，是即史遷倉公傳所謂扁鵲之脈書也。而《隋書·經籍志》云：《黃帝八十一難》二卷，與楊氏之序不侔。夫難，問難也。經者，問難《黃帝內經》之義也。云黃帝者，或原於此，越人之作，似屬可信。自古言醫者，皆祖述《內經》，而《內經》十八卷，西晉亂後，亡佚益多，《素問》九卷，梁《七錄》隋全元起注本，祇存其八，已佚第七一卷，王太僕拉雜《陰陽大論》之文，以補其亡，妄托得自張公秘本，殊不足據。《鍼經》九卷，唐人搜其殘帙，易名《靈樞》，亦非廬山真面。越人去古未遠，採摘《內經》精要，意周旨密，雖爲華元化燼餘之書、經呂廣編次，不無衍闕，然醫經補逸，獨賴此篇，厥功偉矣。

惟理趣深遠，非淺學得窺堂奧，故詮注者，亡慮數十家，間見精義，究不能處處實有指歸，豈得爲後學津筏，讀者病之。霖學識庸陋，難探玄微，謹考經文，尋其意旨，旁採羣籍，資爲佐證，質以諸賢之箋釋，西士之剖驗，以正其義，非敢啟幽前秘，嘉惠來茲，唯在講肄之際，取便繙閲爾。

時光緒二十一年春正月揚州葉霖書於石林書屋

一難曰：十二經皆有動脈，獨取寸口，以決五藏六府死生吉凶之法，何謂也？

首發一難，問手足十二經皆有動脈，何以獨取寸口以決死生，以起下文之義。

按 五藏六府之氣，晝夜循環，始於肺而終於肺，是肺爲一身之主氣，而寸口乃肺之動脈，在太淵、經渠之分，爲脈之大會，故越人獨取此以候五藏六府之氣。然諸經動脈，不可不知，否則握手不及足，難免長沙之呵斥矣。手陽明大腸脈動合谷，在手大指次指歧骨間。手少陰心脈動極泉，在臂內腋下筋間。手太陽小腸脈動天窗，在頸側大筋間曲頰下。手少陽三焦脈動和髎，在耳兌發陷中。手厥陰心包絡脈動勞宮，在掌中屈中指無名指盡處是。足太陽膀胱脈動委中，在膝膕約紋裏。足少陰腎脈動太溪，在足踝後跟骨上。足太陰脾脈動衝門，在期門下，同身寸之一尺五分。足陽明胃脈動衝陽，在足大指次指陷中爲內庭，上內庭同身寸五寸是。足厥陰肝脈動太衝，在足大指本節後，同身寸二寸是。足少陽膽脈動聽會，在耳前陷中。考《明堂鍼灸圖》、《甲乙經》諸書，指稱動脈者二十餘穴，惟此十餘穴，或可用以診候，而此十餘穴中，又以太溪、衝陽、太衝三足脈爲扼要也。

然：寸口者，脈之大會，手太陰之脈動也。

然，答辭。會，聚也。手太陰，肺之經，言肺主氣，十二經之脈動，皆肺氣鼓之，故肺朝百脈，而大會於寸口。寸口者，即《素問·經脈別論》氣口成寸，以決死生之義，故曰寸口。寸口三部，魚際爲寸，太淵之高骨爲關，經渠爲尺，是手太陰肺經之動脈也。人之飲食入胃，其清氣上注於肺，以應呼吸，而行脈度，越人立問之意，所以獨取夫寸口，而後世宗之，爲不易之法。四十五難脈會太淵，亦此義也。

人一呼脈行三寸，一吸脈行三寸，呼吸定息，脈行六寸。人一日一夜，凡一萬三千五百息，脈行五十度周於身。漏水下百刻，榮衛行陽二十五度，行陰亦二十五度，爲一周也，故五十度復會於手太陰，寸口者，五藏六府之所終始，故法取於寸口也。

此承上文言，人謂平人，不病而息數調勻者也。《靈樞·五十營篇》漏水下百刻，以分晝夜，人一呼脈再動，氣行三寸，一吸脈亦再動，氣行三寸，呼吸定息，氣行六寸，十息氣行六尺，二百七十息，氣行十六丈二尺，氣行一周於身，水下二刻，二千七百息，氣行十周於身，水下二十刻，一萬三千五百息，氣行五十營於身，水下百刻，凡行八百一十丈。《營衛生會篇》：人受氣於穀，穀入於胃，以傳於肺，其清者爲營，濁者爲衛，營在脈中，衛在脈外；營周不休，五十度而復大會，衛與營俱行陽二十五度，行陰二十五度，一周也，故亦五十度而復大會於手太陰矣。《素問·平人氣象論》：人一呼脈再動，一吸脈再動，呼吸定息，脈五動，閏以太息，命曰平人。是脈者，營氣也。行經脈一日五十周，今日平旦始於手太陰之寸口，明日平旦又會於手太陰之寸口，此五藏六府之所終始，故取法於寸口也。

按　脈者，血中之氣也，經言營氣，取營運於中之義。西醫言食入於胃至小腸，皆有微絲管吸其精液，上至頸會管，過肺入心左上房，心體中空，四壁嶙峋，或凹或凸，中有直肉隔之，故稱左房右房；左右半截，又有横肉間之，以分上下，筋絲數條牽連，故自能開闔，以應呼吸也。化赤爲血，此即清者爲營也。其血從左上房落左下房，入總脈管，由脊之膂筋，循行經脈之間，一日夜五十度周於身，盡八百十丈之脈道，以應呼吸。漏下者，營氣也。若夫衛氣，取衛護於外之義，經脈中之血氣，由脈管之尾，出諸氣街，入微絲血管，經謂孫絡者是也。與陽明之悍氣人之飲食，五味雜投，奚能無毒，西醫謂之炭氣者，此也。相合，散布通體皮膚之間，充膚熱肉，淡滲毫毛，此即濁者歸衛也。脈管之赤血，既入微絲血管，合陽明悍氣，則其色漸變漸紫，西醫因其有毒，謂之炭氣。散布遍體，漸並漸粗，而接入迴血管經謂絡脈者是也。之尾，血入迴血管，內而藏府，外而經脈並脈管，交相逆順而行。外行經脈者，有陰陽之別，一支浮於肌腠之上，一支沉於分肉之間，即陽絡行於皮表，陰絡行於皮裏，而皆與脈管偕行，經言營行脈中，衛行脈外者是也。迴血管內外行遍，入總迴管，至心右上房，落右下房，遞入於肺，呼出悍氣，吸入生氣，其血復化爲赤，入心左上房，陰陽相貫，如環無端者，此之謂也。然氣中有血，血中有氣，氣與血不可須臾之相離，乃陰陽互根，自然之理也。夫運行經脈中之血氣，周夜行五十周者，如月之應水，流貫地中，其行疾。

出諸氣街，合陽明悍氣，纏布周身之血氣，晝夜行一周者，如日隨天道，繞地環轉，其行遲，故人與天地參也。行陰行陽者，陰絡陽絡中血氣隨經脈偕之衛氣也。至若外邪襲入，熱傷氣，寒傷血，當責諸孫絡纏布周身之衛氣。伏氣內發，當責諸絡脈中之衛氣。浮於脈外者，可刺之以泄其氣，沉於脈內者，宜急攻以殺其毒。診脈察病，當責諸運氣脈管之營氣。蓋血入心之上房，落下房，過總脈管，皆開闔聲與呼吸相應，故可候脈之動數，而西醫聽聲以辨心疾，亦取乎此。

二難曰：脈有尺寸，何謂也？然：尺寸者，脈之大要會也。

會，聚也。要會者，言切要聚會之處也。人之一身，經絡營衛，五藏六府，莫不由於陰陽，而或過與不及，於尺寸見焉，故爲脈之大要會也。一難言寸口爲脈之大會，以肺朝百脈而言也。

此言尺寸爲脈之大要會，以陰陽對待而言也。

從關至尺是尺內，陰之所治也；從關至魚際是寸內，陽之所治也。

關者，尺寸分界之地，《脈訣》所謂高骨爲關是也。關下爲尺，主腎肝而沉，故屬陰。魚際，大指本節後內廉大白肉名曰魚，其赤白肉分界，即魚際也。關上爲寸口，主心肺而浮，故屬陽。治，理也。欲明陰陽爲病之治者。須於尺寸候之也。

故分寸爲尺，分尺爲寸。

寸爲陽，尺爲陰，陽上而陰下，寸之下尺也，尺之上寸也，關居其中以爲限也。言分寸爲尺，分尺爲寸者，謂關上分去一寸，則餘者爲尺，關下分去一尺，則餘者爲寸，此明尺寸之所以得名也。

故陰得尺內一寸，陽得寸內九分。

此又於尺寸中分其長短之位，以合陰陽之數，一寸爲偶數，九分爲奇數也。蓋關以下至尺澤，皆謂之尺，而診脈則止候關下一寸。關以上至魚際，皆謂之寸，而診脈止候關上九分。故曰：尺中一寸，寸內九分也。

尺寸終始，一寸九分，故曰尺寸也。

寸爲尺之始，尺者寸之終，云尺寸者，以終始對待而言，其實則寸得九分，尺得一寸，皆陰陽之盈數也。

然得一寸不名曰寸，得九分不名曰分者，以其在尺之中，有寸之中也。

三難曰：脈有太過，有不及，有陰陽相乘，有覆有溢，有關有格，何謂也？

此言太過不及，皆病脈也。陰乘陽，則陰太過而犯陽，爲陽不及；陽乘陰，則陽太過而犯陰，爲陰不及。

若相乘之甚者，則爲覆溢之脈，而成關格之證也。

然：關之前者，陽之動也，脈當見九分而浮，過者法曰太過，減者法曰不及。

關前爲陽，寸脈所動之位。脈見九分而浮，九，陽數，寸之位浮，陽脈是其常也。過，謂過於本位，過於常脈；不及，謂不及本位，不及常脈，是皆病脈也。

遂上魚爲溢，爲外關內格，此陰乘之脈也。

遂者，徑行而直前也。魚，即魚際。溢，如水之溢滿，而出於外也。陽氣太盛，則陰氣不得相營，故曰關。陰氣太盛，則陽氣不得相營，故曰格。此陰乘陽位，其脈遂溢於魚際之分，而成外關內格之證也。

關以後者，陰之動也。脈當見一寸而沉，過者法曰太過，減者法曰不及。

關後爲陰，尺脈所動之位。脈見一寸而沉，一寸陰數，尺之位沉，陰脈是其常也。過謂過於本位，過常脈；不及謂不及本位，不及常脈，皆病脈也。

遂入尺爲覆，爲內關外格，此陽乘之脈也。

覆者，如牆之傾覆也。經云：陽氣太盛，則陰氣不得相營也。以陰不得營於陽，陽遂下陷而覆於尺之分，此陽乘陰位之脈，而成內關外格之證也。

故曰覆溢，是其真藏之脈，人不病而死也。

覆溢之脈，乃陰陽離決之徵。若覆溢之微，雖關格重證，猶或未至危殆。若覆溢之甚，爲真藏之脈。真藏者，謂藏氣已絶。其真形獨現於外，不必有疾病，而可決其必死也。

按 脈乃血中之氣，謂之營氣，西醫言穀食入胃，其精液及至頸，過肺奉心，化赤爲血，應呼吸，行脈道。即《靈樞·營氣篇》云：營氣之道，內穀爲寶，穀入於胃。乃傳之肺，流溢於中，布散於外，精專者行於經隧，常營無已，終而復始者是也。蓋藏氣者，不能自至於手太陰，必因於胃氣，乃至於手太陰，是左右寸口，雖屬於肺，而皆有陽明胃氣鼓舞其間，故胃爲脈之根，肺爲脈之幹也。《素問·脈要精微論》云：陰陽不相應，病名曰關格。六節藏象論以人迎一盛至四盛以上爲格陽，寸口一盛至四盛以上爲關陰。而《靈樞》終始、禁服諸篇，亦以人迎四盛，且大且數，名曰溢陽，溢陽爲外格。脈口四盛，且大且數，名曰溢陰，溢陰爲內關不通，死不治。人迎與太陰脈口俱盛四倍以上，命曰關格。關格者，與之短期，此人迎寸口，指結喉兩旁人迎。太淵，經渠間之寸口而言也。越人既獨取寸口，不診十二經動脈，無取乎結喉之人迎。

推溢陽爲外格，溢陰爲内關之意，知人迎爲寸口肺脈之根，寸口爲人迎胃脈之幹，人迎脈大至一倍、二倍、三倍、四倍，未有不變見於氣口者，以根大而幹亦大也。如人迎四倍以上爲外格證，則寸口之脈，亦溢於魚上爲溢陽脈，以應人迎之氣。爲其根幹相通，是寸口以上可察人迎之氣，而結喉兩旁之人迎亦不必診也。此越人獨取寸口，以尺寸分覆溢、關格脈證之意也。後之注《難經》者，不能達越人之意，多主此一脈四名之說，或謂人迎當診於結喉兩旁，死於句下，泥執經文，皆屬誤會。不知此節大旨，診尺寸以詳陰陽相乘之候，而察關格之病也。故其設問，謂古之論脈者，曰太過，曰不及，曰陰陽相乘，曰覆溢，曰關格。若是說來，各有所異否？答辭始舉關之前後，申明陰陽之位，而以過之與減，解太過不及爲脈之行勢，以上魚入尺，解覆溢爲脈之現體，而後結其義曰：是爲關格病之所成也。仲景平脈篇云：寸口脈浮而大，浮爲虚，大爲實，在尺爲關，在寸爲格，關則不得小便，格則嘔逆。是據此節而申明其證者也，何注家不察之甚耶？

四難曰：脈有陰陽之法，何謂也？然：呼出心與肺，吸入腎與肝，呼吸之間，脾受穀味也，其脈在中。

此言脈之陰陽雖在於尺寸，其陰陽之氣，又在浮沉。如心肺居膈上，陽也，呼出必由之；腎肝居膈下，陰也，吸入必歸之。脾受穀味，爲生脈之原而在中，而呼出吸入，無不因之，故診脈之法，浮取乎心肺，沉取乎腎肝，而中應乎脾胃也。

按　經言呼出者，非氣自心肺而出也，爲腎肝在膈下，其氣因呼而上至心、至肺，故呼出心與肺也。心肺在膈上，其氣隨吸而入至腎、至肝，故吸入腎與肝也。夫呼者因陰出，吸者隨陽入，其呼吸陰陽，相隨上下，經歷五藏之間，乃脾胃受穀氣以涵養之也，故言其脈在中。讀此節不得刻舟求劍，謂呼出之氣爲陽，吸入之氣爲陰也。

浮者陽，沉者陰也，故曰陰陽也。

按之不足，舉之有餘曰浮，浮爲陽者，象火而炎上也；按之有餘，舉之不足曰沉，沉爲陰者，象水而潤下也。

心肺俱浮，何以別之？然：浮而大散者，心也；浮而短濇者，肺也。腎肝俱沉，何以別之？然：牢而長者，肝也；按之濡，舉指來實者，腎也；脾者中州，故其脈在中。是陰陽之法也。

浮大無力，按之散而欲去者，名曰散；浮細而遲，往來蹇滯不前者，名曰濇。沉而有力，實大弦強，按之但覺堅極而不移者，名曰牢；大而長微弦，按之隱指愊愊然，中取、沉取皆有力者，名曰實。心肺俱浮，何以別之？蓋心屬火，故其象浮而大散；肺屬金，故其象浮而短濇。

腎肝俱沉，何以別之？蓋肝屬木，故其象牢而長；腎屬水，故其象舉指按之來實，水體外柔而內剛也。

脾屬土在中，旺於四季，主養四藏，其脈來從容和緩，不沉不浮，故曰其脈在中也。

脈有一陰一陽，一陰二陽，一陰三陽；有一陽一陰，一陽二陰，一陽三陰。如此之言，寸口有六脈俱動邪？然：此言者，非有六脈俱動也，謂浮沉長短滑濇也。浮者陽也，滑者陽也，長者陽也，沉者陰也，短者陰也，濇者陰也。所謂一陰一陽者，謂脈來沉而滑也；一陰二陽者，謂脈來沉滑而長也；一陰三陽者，謂脈來浮滑而長，時一沉也。所謂一陽一陰者，謂脈來浮而濇也；一陽二陰者，謂脈來長而沉濇也；一陽三陰者，謂脈來沉濇而短，時一浮也。各以其經所在，名病逆順也。

過於本位謂之長，不及本位謂之短，按之往來流利，輾轉替替然，謂之滑也。前引五藏之脈，以應五行，此又引三陰三陽之脈，以應六氣。其浮滑長，三陽也；沉短濇，三陰也。而於三部中察此六脈，即可知陰陽盛衰之機。蓋陰陽之脈不單至，惟其不單至，故有此六脈相兼而見，惟其相兼，故有一陰一陽、一陽一陰之不同也。此別陰陽虛實之法。再隨春夏秋冬，觀其六脈之變，則庶乎可知病之逆順矣。

按　徐氏曰：此節言六脈互見之象也，此但舉其例而言，亦互相錯綜，非一定如此也。其經，手足三陰三陽也；逆順，如心脈宜浮，腎脈宜沉，則爲順；若心脈反沉，腎脈反浮，則爲逆。此又見脈無定體，因經而定順逆也。然脈之浮沉，或可相兼，滑濇長短，不得並見，亦當曉也。

五難曰：脈有輕重，何謂也？然：初持脈如三菽之重，與皮毛相得者，肺部也；如六菽之重，與血脈相得者，心部也。如九菽之重，與肌肉相得者，脾部也；如十二菽之重，與筋平者，肝部也；按之至骨，舉指來疾者，腎部也。故曰輕重也。

持脈，即按脈也。菽，豆之總名。肺位最高而主皮毛，故其脈如三菽之重。心在肺下主血脈，故其脈如六菽之重。脾在心下主肌肉，故其脈如九菽之重。肝在脾之下主筋，故其脈如十二菽之重。腎在肝下主骨，故其脈按之至骨，沉之至也，舉指來疾，言其有力而急迫，即四難舉指來實之義也。此五藏本脈如此，倘有太過不及，則病脈也。

菽，豆之總名，診脈輕重，何獨取乎豆，且不言三菽、四菽、五菽，而必以三累加之，蓋豆在莢，累累相連，與脈動指下相類，以此意推之，言三菽重者，非三菽加於一部之上，乃一指下如有一菽重也，通稱三部，則三菽也。肺位高而主皮毛，故輕。六菽重者，三部各有二菽重也，心在肺下主血脈，故稍重。九菽重者，三部各有三菽重也，脾在心下主肌肉，故又稍重。

十二菽重者，三部各有四菽重也，肝在脾下主筋，故較脾又加一菽重也。腎在肝下而主骨，故其脈按之至骨，沉之至也，而舉之來疾者何也？夫脈之體血也，其動者氣也，腎統水火，火入水中而化氣，按之至骨，則脈氣不能過於指下，微舉其指，其來頓疾於前，此見腎氣蒸動，勃不可遏，故曰腎部也。舉指兩字，最宜索玩，不可忽也。若去此兩字，是按之至骨而來轉疾，乃牢伏類矣。

六難曰：脈有陰盛陽虛、陽盛陰虛，何謂也？然：浮之損小，沉之實大，故曰陰盛陽虛；沉之損小，浮之實大，故曰陽盛陰虛。是陰陽虛實之意也。

浮沉者，下指輕重也；盛虛者，陰陽盈虧也。滑氏曰：輕手取之而見損小，重手取之而見實大，知其爲陰盛陽虛也。重手取之而見損小，輕手取之而見實大，知其爲陽盛陰虛也。大抵輕手取之陽之分，重手取之陰之分，不拘何部，率以是推之。前四難論陰陽平脈而及於病脈，此節專論陰陽虛實、太過不及之義，陰陽之法似同，而平病微甚各異，不可不察。徐氏謂上文屬於陰，屬於陽，平脈也。恐不盡然。

七難曰：經言少陽之至，乍大乍小，乍短乍長；陽明之至，浮大而短；太陽之至，洪大而長；太陰之至，緊大而長；少陰之至，緊細而微；厥陰之至，沉短而敦。此六者，是平脈耶？將病脈也？然：皆王脈也。

洪脈似浮而大兼有力，舉按之則泛泛然滿三部，狀如水之洪流，波之涌起，脈來大而鼓也。緊脈帶數如切繩，如轉索，丹溪謂如紉線，譬如以二股三股糾合爲繩，必旋絞而轉，始得緊而成繩者是也。

細脈如線極細，三候不斷不散者是也。微脈似有似無，浮軟如散，重按之欲絕者是也。上文言三陽三陰之旺脈，此言三陰三陽之旺時。至，言其氣至而脈應之也。少陽之至，乍大乍小，乍短乍長者，以少陽陽氣尚微，離陰未遠，故其脈無定也。陽明之至，浮大而短者，陽明之陽已盛，然尚未極，故浮大而短也。太陽之至，洪大而長者，太陽之陽極盛，故洪大而長也。太陰之至，緊大而長者，太陰爲陰之始，故有緊象，而尚有長太陽脈也。少陰之至，緊細而微者，少陰之陰漸盛，故緊細而微也。厥陰之至，沉短而敦者，敦，沉重貌，以厥陰陰之至，故沉短而敦，陰脈之極也。此六者，非本然之平脈，亦非有過之病脈，乃六氣應時而至之旺脈也。

首稱經言即《素問·平人氣象論》太陽脈至，洪大以長；少陽脈至，乍數乍疎，乍短乍長；陽明脈至，浮大而短之義，引申而言之也。

其氣以何月各王幾日？然：冬至之後得甲子少陽王，復得甲子陽明王，復得甲子太陽王，復得甲子太陰王，復得甲子少陰王，復得甲子厥陰王。王各六十日，六六三百六十日，以成一歲，此三陽三陰之王時日大要也。

古曆以十一月甲子合朔冬至爲曆元。然歲週三百六十五日四分日之一，則日有零餘，歲各有差，越人申《素問・六節藏象論》之義，以六六之節成一歲。其自冬至之後得甲子，即是來年初之氣分，爲歲差之活法也。其甲子或在小寒之初，或在大寒之初，以應乎少陽之氣。少陽之陽，其陽尚微，復得甲子，應乎陽明。陽明則陽已盛，復得甲子，應乎太陽。太陽則陽極盛，陽極則陰生而太陰用事，故復得甲子，應乎太陰。太陰之陰氣尚微，復得甲子，應乎少陰。少陰則陰已盛，復得甲子，應乎厥陰。厥陰則陰極盛，陰盛則陽生，如是無已，此三陰三陽之旺脈，隨六甲之日數者如此。

按《歸藏》商易，取用乎坤，而以十二辟卦，候一歲十二月消息，亦即乾坤二卦六爻之旁解也。蓋乾之六陽，自十一月建子，冬至一陽始生，爲地雷復卦，即乾之初九爻。十二月建丑，二陽生，爲地澤臨卦，即乾九二爻。正月建寅，三陽生，爲地天泰卦，即乾九三爻。二月建卯，四陽生，爲雷天大壯卦，即乾九四爻。三月建辰，五陽生，爲澤天夬卦，即乾九五爻。至四月建巳，六陽充足，而爲乾爲天，即乾之上九爻，此一年之乾卦也。五月建午，夏至一陰生，爲天風垢卦，即坤之初六爻。六月建未，二陰生，爲天山遯卦，即坤六二爻。七月建申，三陰生，爲天地否卦，即坤六三爻。八月建酉，四陰生，爲風地觀卦，即坤六四爻。九月建戌，五陰生，爲山地剥卦，即坤六五爻。至十月建亥，六陰純靜，而爲坤爲地，即坤之上六爻。此一年之坤卦也。夫坤爲萬物之母，而能生物，然坤本純陰，必待乾與之交，而得其陽，然後始能生萬物也。十二支次序，世人皆以子爲首，因坤臨十月亥，坤爲純陰之卦，陰極則陽生，故十一月冬至，一陽升於地上，爲地雷復也。不知造化端倪，實不在子而在午。蓋天地交而萬物生，是乾坤交姤之初，即爲萬物造端之始。然交必陽體充足而後能交，乾之六陽，乃充足於四月之巳，次爲午，故乾至五月建午，始與坤交，是則乾足於巳而動於午，巳午皆火，故伏羲卦乾居正南。

乾之外體屬火，乾中含蓄陰精屬金，故五行家言庚金長生在巳。所謂長生者，乃指其生之之原而言也。

乾之初動於午，每年五月夏至之時，乾上九之一陽，已升至天頂極高，不得不轉而向下，向下即感動坤陰之氣上升而交，故天地三交，五月建午爲第一交，六月未爲第二交，七月申爲第三交，所謂坤三索於乾也。乾坤交而謂之索者，以坤本純陰，必索於乾而後有陽，始能生化也。乾陽入坤而化爲氣，氣升爲云爲雨。蓋十二辟卦，乾位，巳火也；坤位，亥水也。

乾與坤交，火入水中而化爲氣，以水爲質，火爲性也。人與天地參，試以一碗，人張口氣呵之則生水，故知氣之形屬水，而其所以能升騰行動者則火也。『爻辭』曰：見羣龍無首吉，言氣升能爲云雨，故喻爲龍，而乾與坤三交，則乾上四五之三爻盡入於坤，而乾上爻巳火之首，早入亥水之中，爲育生胚胎之兆，故龍之無首吉也。此節言三陽三陰之六氣，與《素問·六微旨》諸論主氣客氣者有間。越人謂冬至復得甲子者，以冬至爲地雷復，一陽始生之初，應少陽甲木春升之氣，而甲子爲乾支之首，六氣莫不由之變更，故用以察一歲陰陽之氣也。

八難曰：寸口脈平而死者，何謂也？然：諸十二經脈者，皆繫於生氣之原。所謂生氣之原者，謂十二經之根本也，謂腎間動氣也。此五藏六府之本，十二經脈之根，呼吸之門，三焦之原，一名守邪之神。故氣者，人之根本也，根絶則莖葉枯矣。寸口脈平而死者，生氣獨絶於內也。

寸口脈平而死者，非謂穀氣變見於寸口，以決死生。乃言脈之體，腎間動氣，爲生氣之原。即《素問·陰陽離合論》曰：太衝之地，名曰少陰者是也。太衝者，腎脈與衝脈合而盛大，故曰太衝。

夫腎間則衝脈所出之地，外當乎關元之分。而三焦氣化之原、十二經之氣，皆繫於此，故曰根本也。挾任脈上至咽喉，以通呼吸，故曰呼吸之門。上繫手三陰三陽爲支，下繫足三陰三陽爲根，故越人引樹以設喻也。是氣也，爲十二經之原、三焦之府，主宣行營衛者也。又爲精神所舍、元氣之所繫也。一名守邪之神者，以命門之神固守，邪氣不得妄入，入則死。若腎氣先絶於內，其人不病，病即危矣。

按　腎間動氣，爲十二經生氣之原，統轄營衛者也。蓋人身氣血之升降，必由呼吸以循環，吸入天之陽，呼出地之陰。心主君火，吸入之氣，乃天陽也，亦屬火。其氣由鼻入肺歷心，引心火從心繫循督脈入腎，又從腎繫以達下焦胞室，挾膀胱至下口，其吸入天之陽氣，合心火蒸動膀胱之水，化而爲氣，循衝任而上，過膈入肺，而還出於口鼻。上出之氣，在口舌藏府之中則爲津液，由諸氣街外出於皮毛，以薰膚潤肌則爲汗，此火入水中化氣之理，即乾坤相交三索之義，故曰人與天地參也。

九難曰：何以別知藏府之病耶？然：數者，府也；遲者，藏也。數則爲熱，遲則爲寒。諸陽爲熱，諸陰爲寒。故以別知藏府之病也。

此分別藏府之病也。人一呼一吸爲一息，脈亦應之。一息之間脈四至，閏以太息脈五至，命曰平人。平人者，不病之脈也，其有增減，則爲病矣。一息三至曰遲，不及之脈也。一息六至曰數，太過之脈也。藏爲陰，府爲陽。脈數者屬府，爲陽爲熱；脈遲者屬藏，爲陰爲寒。又推言所以數屬府，遲屬藏之義，故曰諸陽爲熱，諸陰爲寒也。然此但言其陰陽大概耳，未可泥也。

按　府病亦有遲脈，藏病亦有數脈，以遲數別藏府，固不可執，而以遲數分寒熱，亦有未盡然者。夫遲爲陰脈，醫者一呼一吸，病者脈來三至，去來極慢者是也。遲脈爲病，皆因內傷生冷寒涼之物，外涉水冰陰寒之氣，多中於藏，或中於府，或入於腠理，以致氣血稽遲不行，故主陽氣虛，氣血凝滯，爲陰盛陽衰之候。觀其遲之微甚，而識寒之淺深，此道其常也。若遲而有力更兼濇滯，舉按皆然者，乃熱邪壅結，隧道不利，失其常度，故脈反呈遲象。然未可造次，必驗之於證，如胸脘飽悶，便秘溺赤，方是主熱之遲脈也。若景岳所云：傷寒初解，遺熱未清，經脈未充，胃氣未復，脈必遲滑，或見遲緩。河間云：熱盛自汗，吐利過極，則氣液虛損，脈亦遲而不能數，此又營氣不足，復爲熱傷，不能運動熱邪，反爲所阻，失其輸轉之機，故緩慢而行遲也。再遲而不流利爲濇，遲而歇止爲結，遲濡浮大且緩爲虛，似是而非，尤當辨認也。

數脈爲陽，醫者一呼一吸，病者脈來六七至者是也。數脈主熱，爲病進，爲陰不勝陽，故脈來太過也。然：亦主寒者。若脈來浮數，大而無力，按之豁然而空，微細欲絶，此陰盛於下，逼陽於上，虛陽浮露於外，而作身熱面赤戴陽，故脈數軟大無神也。丹溪云：脈數盛大，按之濇而外有熱證，名中寒，乃寒流血脈，外證熱而脈即數，亦此義也。越人衹言其常，而未言其變，經文簡奥，如此等概略之言甚多，學者當細心領會，不可刻舟求劍也。

十難曰：一脈爲十變者，何謂也？然：五邪剛柔相逢之意也。假令心脈急甚者，肝邪干心也；心脈微急者，膽邪干小腸也；心脈大甚者，心邪自干心也；心脈微大者，小腸邪自干小腸也；心脈緩甚者，脾邪干心也；心脈微緩者，胃邪干小腸也；心脈濇甚者，肺邪干心也；心脈微濇者，大腸邪干小腸也；心脈沉甚者，腎邪干心也；心脈微沉者，膀胱邪干小腸也。

五藏各有剛柔邪，故令一脈輒變爲十也。

一脈十變，謂一藏之脈，其變有十也。五邪者，五藏六府之邪也。剛柔，五藏爲柔，六府爲剛。

相逢，謂藏邪干藏，府邪干府也。蓋藏干藏則脈盛，府干府則脈微。假如夏主心，脈當浮大而散，今反弦而急甚者，肝邪來干心也。此從後來，母乘子，爲虛邪。小腸心之府，脈當浮大而洪長，而微弦急者，爲膽邪，陽干於陽，陰干於陰，同氣相求也。心脈雖洪大，當以胃氣爲本，今無胃氣，故其脈大甚也。此心自病爲正邪，故言自干心也。小腸心之府，微大者，較洪大則小，爲小腸自病，故曰自干也。緩者，脾脈乘心，故令心脈緩也。從前來，子乘母，爲實邪，故言脾邪干心也。胃脈小緩，見於心部，小腸心府，故亦言干也。濇爲肺脈，今見心部，是火不足以製金，金反淩火，從所不勝來爲微邪，故言肺邪干心也。微濇大腸脈，小腸心府，故見於心部而言干也。沉者腎脈，心火炎上，其脈本浮，今反見沉，是水來剋火，從所勝來爲賊邪，故言腎干心也。微沉者，膀胱脈也，小腸心府，亦見心部，故言干之也。此皆夏旺之時，心脈見如此者，爲失時脈。推此十變之候，乃五行勝復相加，故謂之五邪也。五藏各有表裏，更相乘之，一脈成十，故曰十變也。有陽有陰，故曰剛柔也。於本位見他脈，故曰相逢相干也。

越人以一心藏爲例，餘可類推矣。

十一難曰：經言脈不滿五十動而一止，一藏無氣者，何藏也？然：人吸者隨陰入，呼者因陽出，今吸不能至腎，至肝而還，故知一藏無氣者，腎氣先絶也。

《靈樞·根結篇》曰：人一日一夜五十榮，以營五藏之精，不應數者，名曰狂生。所謂五十營者，五藏皆受氣，持其脈口，數其至也。五十動不一代者，五藏皆受氣；四十動一代者，一藏無氣；三十動一代者，二藏無氣；二十動一代者，三藏無氣；十動一代者，四藏無氣，不滿十動一代者，五藏無氣，予之短期。止與代同，此引經文而約言之也。吸者陽隨陰入，呼者陰因陽出，今吸不能至腎，惟至肝而還者，因腎位最下，吸氣較遠，脈若不滿五十動而一止，知腎氣衰竭，則不能隨諸藏氣而上矣。

十二難曰：經言五藏脈已絕於內，用鍼者反實其外；五藏脈已絕於外，用鍼者反實其內。內外之絕，何以別之？然：五藏脈已絕於內者，腎肝氣已絕於內也，而醫反補其心肺；五藏脈已絕於外者，其心肺脈已絕於外也，而醫反補其腎肝。陽絕補陰，陰絕補陽，是謂實實虛虛，損不足，益有餘，如此死者，醫殺之耳。

《靈樞·九鍼十二原篇》曰：凡將用鍼，必先診脈，視氣之劇易，乃可以治也。五藏之氣已絕於內，而用鍼者反實其外，是謂重竭，重竭必死，其死也靜，治之者輒反其氣，取腋與膺；五藏之氣已絕於外，而用鍼者反實其內，是謂逆厥，逆厥則必死，其死也躁，治之者反取四末。此內絕爲陰虛，故補腋與膺，以其爲藏氣之所出也。外絕爲陽虛，故補四末，以其爲諸陽之本也。小鍼解曰：所謂五藏之氣已絕於內者，脈口氣內絕不至，反取其外之病處，與陽經之合，有留鍼以致陽氣，陽氣至則內重竭，重竭則死矣，其死也無氣以動，故靜。所謂五藏之氣已絕於外者，脈口氣外絕不至，反取其四末之輸，有留鍼以致其陰氣，陰氣至則陽氣反入，入則逆，逆則死矣，其死也陰氣有餘，故躁。此以脈口內外言陰陽內外虛實，不可誤也。越人以心肺腎肝別陰陽者，以心肺在膈上，通於天氣，心主脈爲營，肺主氣爲衛，營衛浮行皮膚血脈之中，故言外也。腎肝在膈下，通於地氣，以藏精血，以充骨髓，故言內也。馮氏謂此篇合入用鍼補瀉之類，當在六十難之後，以例相從也。其說亦是。

十三難曰：經言見其色而不得其脈，反得相勝之脈者即死，得相生之脈者，病即自已。色之與脈，當相參相應，爲之奈何？

《靈樞·邪氣藏府病形篇》曰：夫色脈與尺之相應也，如桴鼓影響之相應也，不得相失也，此亦本末根葉之出候也，故根死則葉枯矣。色脈形肉，不得相失也，故知一則爲二，知二則爲神，知三則神且明矣。色青者，其脈弦也；赤者，其脈鉤也；黃者，其脈代也；白者，其脈毛；黑者，其脈石。

見其色而不得其脈，反得其相勝之脈則死矣；得其相生之脈，則病已矣。已，愈也。參，合也。經言即此篇之義也。

然：五藏有五色，皆見於面，亦當與寸口尺內相應。假令色青，其脈當弦而急；色赤，其脈浮大而散；色黃，其脈中緩而大；色白，其脈浮濇而短；色黑，其脈沉濡而滑。此所謂五色之與脈，當參相應也。

此論色與脈當參合相應也。色指五色之見於面者而言，脈指診言，謂營血之所循行也。尺指皮膚言，謂脈外之氣血，從手陽明之絡，而變見於尺膚，脈內之血氣，從手太陰經而變見於尺寸，此皆胃府五藏所生之氣血，本末根葉之出候也。故見其色，得其脈矣。

脈數，尺之皮膚亦數；脈急，尺之皮膚亦急；脈緩，尺之皮膚亦緩；脈濇，尺之皮膚亦濇；脈滑，尺之皮膚亦滑。

《靈樞·邪氣藏府病形篇》曰：調其脈之緩急大小滑濇，而病變定矣。脈急者，尺之皮膚亦急；脈緩者，尺之皮膚亦緩；脈小者，尺之皮膚亦減而少氣；脈大者，尺之皮膚亦賁而起；脈滑者，尺之皮膚亦滑；脈濇者，尺之皮膚亦濇。凡此變者，有微有甚。故善調尺者，不待於寸；善調脈者，不待於色。能參合而行之者，可以爲上工，上工十全九；行二者爲中工，中工十全七；行一者爲下工，下工十全六。此節即其義也。夫尺膚之氣血，出於胃府水穀之精，注於藏府經隧，而外布於皮膚，寸口尺脈之血氣，出於胃府水穀之精，營行於藏府經脈之中，變見於手太陰之兩脈口，皆五藏之血氣所注，故緩急大小滑濇，如桴鼓之相應也。徐氏謂以大小而易數字，數者一息六七至之謂，若皮膚則如何能數，不知《素問·奇病論》曰：人有尺脈數甚，筋急而見，是則尺膚亦有數之候也。

五藏各有聲色臭味，當與寸口尺内相應，其不相應者病也。假令色青，其脈浮濇而短，若大而緩，爲相勝；浮大而散，若小而滑，爲相生也。

五藏各有聲色臭味，當與寸口尺内相應，其不相應者病也。答辭但言色脈相參，不言聲臭味，殆闕文歟？

虞氏云：肝脈弦，其色青，其聲呼，其臭羶，其味酸；心脈洪，其色赤，其聲笑，其臭焦，其味苦；脾脈緩，其色黄，其聲歌，其臭香，其味甘；肺脈濇，其色白，其聲哭，其臭腥，其味辛；腎脈沉，其色黑，其聲呻，其臭腐，其味鹹，此即相應之謂也。若不相應者，舉肝木爲例。如青者肝之色，見浮濇而短之肺脈，金剋木，爲賊邪；見大而緩之脾脈，爲木剋土，此相勝也。見浮大而散之心脈，爲木生火；見小而滑之腎脈，爲水生木；心爲肝之子，腎爲肝之母，故爲相生也。若肝病而色白多哭，好腥喜辛，此聲色臭味，皆肺之見證，亦屬賊邪，病必重也。

經言知一爲下工，知二爲中工，知三爲上工。上工者十全九，中工者十全八，下工者十全六，此之謂也。

上工能洞悉色脈、皮膚、臭味三法，相生、相勝之順逆，故治病十全其九。中工知二，謂不能全收，故治病十全其八。下工僅能知一，故治病十全其六。此即前《靈樞·藏府病形篇》之義也。

十四難曰：脈有損至，何謂也？然：至之脈，一呼再至曰平，三至曰離經，四至曰奪精，五至曰死，六至曰命絶，此至之脈也。何謂損？一呼一至曰離經，二呼一至曰奪精，三呼一至曰死，四呼一至曰命絶，此損之脈也。至脈從下上，損脈從上下也。

平人之脈，一呼再至，一吸再至，呼吸定息四至。閏以太息脈五至，加之爲過曰至，不及爲減曰損。至脈從下而逆上，由腎而至肺也；損脈從上而行下，由肺而之腎也。離經者，脈呼吸六至，已離其經常之度也。一呼四至，一吸四至，則一息八九至，乃陽氣亂，故脈數，數則氣爲熱耗，耗則精竭，故曰奪精也。五至死之漸，六至其命絶矣。然數脈一息十至十二三至，遲脈四呼始見一至，皆僅見之脈也。

損脈之爲病奈何？然：一損損於皮毛，皮聚而毛落；二損損於血脈，血脈虛少，不能榮於五藏六府也；三損損於肌肉，肌肉消瘦，飲食不爲肌膚；四損損於筋，筋緩不能自收持也；五損損於骨，骨痿不能起於牀。反此者，至於收病也。從上下者，骨痿不能起於牀者死；從下上者，皮聚而毛落者死。

此推究損脈病證也。一損損肺，肺主皮毛，肺損故皮聚而毛落也。二損損心，心主血脈，心損則血虛，故不能榮養藏府也。三損損脾，脾納五味而主肌肉，脾損失其運化之權，故肌肉消瘦也。四損損肝，肝主筋，肝損不剋充其筋，故從緩不能收持也。五損損腎，腎主骨，腎損故骨痿不能起於牀也。從上下者，從肺損至腎，五藏俱盡，故死，肺在上也。從下上者，從腎損至肺，亦復五藏俱盡，故死，腎在下也。於收，滑氏云：當作『脈之』二字，愚意尤不若丁氏之『反此者，至之脈病也』爲是。

治損之法奈何？然：損其肺者，益其氣；損其心者，調其榮衛；損其脾者，調其飲食，適其寒溫；損其肝者，緩其中；損其腎者，益其精。此治損之法也。

肺主氣，肺損者，宜益其氣。心主血脈，心損者，宜調其榮衛，使血脈有所資也。脾受穀味而主肌肉，脾損者，宜調其飲食，適其寒溫，俾健運不失其職。肝藏血而主怒，怒則傷肝，肝損者，宜緩其中，即經所謂肝苦急，急食甘以緩之之義。腎藏精而主骨，腎損者，宜益其精。蓋病在何藏，則各隨其所在而治之也。

脈有一呼再至，一吸再至；有一呼三至，一吸三至；有一呼四至，一吸四至；有一呼五至，一吸五至；有一呼六至，一吸六至；有一呼一至，一吸一至，有再呼一至、再吸一至；有呼吸再至。脈來如此，何以別知其病也？

上文統言五藏受病之次序，此再舉損至之脈，以求其病形也。滑氏曰：前之損至，以五藏自病，得之於內者而言。此則以經絡血氣爲邪所中之微甚，自外得之者而言也。其曰呼吸再至，即一呼一至，一吸一至之謂，疑衍文也。

然：脈來一呼再至，一吸再至，不大不小曰平。一呼三至，一吸三至，爲適得病。前大後小，即頭痛目眩；前小後大，即胸滿短氣。一呼四至，一吸四至，病欲甚。脈洪大者，苦煩滿；沉細者，腹中痛；滑者傷熱；濇者中霧露。一呼五至，一吸五至，其人當困，沉細夜加，浮大晝加，不大不小，雖困可治。其有大小者，爲難治。一呼六至，一吸六至，爲死也，沉細夜死，浮大晝死。一呼一至，一吸一至，名曰損，人雖能行，猶當着牀，所以然者，血氣皆不足故也。再呼一至，再吸一至，名曰無魂。無魂者，當死也。人雖能行，名曰行屍。

一息四至，閏以太息五至。是爲平脈。一呼三至，一吸三至，是一息之間有六七至，比之平人較多兩至，適得病而未甚，即上文離經之義也。前謂寸，後謂尺，寸大尺小，病氣在陽，爲濁氣上逆之候，故頭痛目眩也。寸小尺大，病氣在陰，爲清氣下陷，脾肝不升，肺胃不降，故胸滿短氣也。

一呼四至，一吸四至，是一息之間有八九至，故病欲甚，即上文奪精之義也。脈洪大者，陽邪外越，爲膽上逆而火升，故苦煩滿也。沉細者，陰邪內陷，爲肝脾下陷而土賊，故腹中痛也。滑乃血實，故爲熱，濇爲傷濕，故曰中霧露，此又於病之微甚間分別言之，欲令學者取所現脈象，以別其病，而推廣其義也。一呼五至，一吸五至，是一息之間，脈來十外至，則其人沉困，近於死矣。夜爲陰，晝爲陽，沉細陰盛，故加於夜，浮大陽盛，故加於晝。大即浮大，小即沉細，若不大不小，則晝夜不至有加，陰陽相等，故可治。若更參差不倫，則難治矣。一呼一至，一吸一至，是一息之間，脈來二三至爲損，以血氣皆虧，雖能行步，久當不起於牀也。若再呼一至，再吸一至，遲之極矣，則其人魂氣已離，生道已絶，如屍之行，故曰行屍。

上部有脈，下部無脈，其人當吐，不吐者死。上部無脈，下部有脈，雖困無能爲害。所以然者，譬如人之有尺，樹之有根，枝葉雖枯槁，根本將自生。脈有根本，人有元氣，故知不死。

上部寸口，下部尺中。上部有脈，下部無脈者，邪實於上，陽遏不降，吐則氣逆於上，故脈亦從而上，則下部之無脈，乃因吐而然，非真離其根也。若無吐證，爲上無邪而下氣竭，故曰當死。上部無脈，下部有脈，雖困無害者，蓋脈者根乎元氣以運行者也，元氣未傷，則脈自能漸生，其所以上部之無脈者，特因氣血之偶有滯耳，病去則自復，故曰人之有尺，譬如樹之有根也。此越人又因上文損至之義引申之，以見無脈之故，亦有兩端，不可概定爲死也。

按　損脈者，遲脈也；至脈者，數脈也，曷不云乎遲數，而言損至者何也？蓋遲數之脈，統攝寒熱表裏虛實，所包者廣，越人恐後學之誤會，故以一息四至，終於十二三至爲至，始於一息二至，終於兩息一至爲損，明損脈從上而下，由肺氣虛而及於腎陽竭，至脈從下而上，由腎陰虛而及於肺氣盡。然損脈之本原，病起於肺，若失治必遞及於心脾肝腎，其損脈必反而爲至脈，因腎虛火燥，復由腎而遞及肝脾心肺而死。故曰：反此者，至之脈病也。嘗見虛寒之證，未傳而現躁急之脈者，爲不明治損之法，扶陽不早，延及陰氣亦竭也。夫扶陽者，扶持胃脘之陽，更察五藏之損以益之，非徒執薑桂烏附之謂也。更有進者，近世醫家，每以虛勞兩字爲怯病通稱，不知虛損病自上而下。癆瘵病自下而上，以癆瘵法治虛損，多轉泄瀉，以虛損法治癆瘵，必致喘促，於此涇渭不分，能免於南轅北轍之相左乎？此皆不明損至之義也。越人既以損至之脈，明虛損癆瘵之治，恐急證無脈，後人不察，混入損脈，故又申明上部有脈，下部無脈，上部無脈，下部有脈之旨，而復歸重於元氣，以結此章之義。學者於此，尤宜三致意焉。

十五難曰：經言春脈弦，夏脈鈎，秋脈毛，冬脈石，是王脈耶？將病脈也？然：弦、鈎、毛、石者，四時之脈也。春脈弦者，肝，東方木也，萬物始生，未有枝葉。故其脈之來濡弱而長，故曰弦。夏脈鈎者，心，南方火也，萬物所茂，垂枝布葉，皆下曲如鈎。故其脈之來疾去遲，故曰鈎。秋脈毛者，肺，西方金也，萬物之所終，草木華葉，皆秋而落，其枝獨在，若毫毛也。故其脈之來輕虛以浮，故曰毛。冬脈石者，腎，北方水也，萬物之所藏也，盛冬之時，水凝如石。故其脈之來沉濡而滑，故曰石。此四時之脈也。如有變，奈何？

經謂《素問·平人氣象論》《玉機真藏論》，此參錯其文而爲篇也。四時之脈，謂脈之應乎四時，即旺脈也。

春脈弦者，肝爲木而主筋，萬物始生之初，其脈濡弱而長，是弦之正象，否則即爲太過不及也。

夏脈鈎者，心屬火而主血脈，其脈來疾者，其來少急而勁，氣之升而上也；去遲者，其去少緩而弱，氣之降而下也，此所謂下曲如鉤也。秋脈毛者，肺屬金而主皮毛，秋木凋零，其枝獨在若毫毛，言其四面無所輔，而體又甚輕也。冬脈石者，腎屬水而主骨，冬氣斂聚，故沉而濡滑，水之象也，此四時之脈。如有變，謂逆四時而失其常度也。然藏府之與五行，各有所屬，而春夏秋冬脈，皆以木爲喻者，蓋惟木能因時變遷也。

然：春脈弦，反者爲病。何謂反？然：其氣來實強，是謂太過，病在外；氣來虛微，是謂不及，病在內。氣來厭厭聶聶，如循榆葉曰平；益實而滑，如循長竿曰病；急而勁益強，如新張弓弦曰死。春脈微弦曰平，弦多胃氣少曰病，但弦無胃氣曰死。春以胃氣爲本。夏脈鉤，反者爲病，何謂反？然：其氣來實強，是謂太過，病在外；氣來虛微，是謂不及，病在內。其脈來累累如環，如循琅玕曰平；來而益數，如雞舉足者曰病；前曲後居，如操帶鉤曰死。夏脈微鉤曰平，鉤多胃氣少曰病，但鉤無胃氣曰死，夏以胃氣爲本。秋脈毛，反者爲病。何謂反？然：其氣來實強，是謂太過，病在外；氣來虛微，是謂不及，病在內。其脈來藹藹如車蓋，按之益大曰平；不上不下，如循雞羽曰病；按之蕭索，如風吹毛曰死。秋脈微毛曰平，毛多胃氣少曰病，但毛無胃氣曰死，秋以胃氣爲本。冬脈石，反者爲病。何謂反？然：其氣來實強，是謂太過，病在外；氣來虛微，是謂不及，病在內。脈來上大下兌，濡滑如雀之喙曰平；啄啄連屬，其中微曲曰病；來如解索，去如彈石曰死。冬脈微石曰平，石多胃氣少曰病，但石無胃氣曰死，冬以胃氣爲本。

春脈當微弦，其來濡弱而長，反是者爲病。實強爲太過，陽氣盛而發於表也，故病在外，令人善忘，眩冒癲疾。虛微爲不及，陰氣不足，而怯於中也，故病在內，令人胸痛引背，下則兩脇怯滿。厭厭聶聶，如循榆葉，乃微弦而有和緩胃氣也，故曰平。益實而滑，如循長竿，乃弦多胃少也，故曰病。急而勁益強，如新張弓弦，乃但弦無胃氣，即所謂真藏脈也，故曰死。夏脈當微鈎，來疾而去遲，反是者爲病。實強者爲太過，病在外，令人身熱而膚痛，爲浸淫。虚微者爲不及，病在內，令人煩心，上見欬唾，下爲泄氣。脈來累累如環，如循琅玕，乃微鈎而有和緩胃氣也，故曰平。來而益數，如雞舉足，乃鈎多胃少也，故曰病。前曲後居，如操帶鈎，乃但鈎無胃氣也，故曰死。秋脈當微毛，其來輕虚以浮，反是者爲病。實強者爲太過，病在外，令人逆氣而背痛慍慍然。虚微者爲不及，病在內，令人喘，呼吸少氣而欬，上氣見血，下聞病音。脈來藹藹如車蓋，按之益大者，以其輕軟微毛而有和緩胃氣也，故曰平。不上不下，如循雞羽，乃毛多胃少也，故曰病。按之蕭索，如風吹毛，乃但毛無胃氣也，故曰死。冬脈當微石，其來沉濡而微堅，反是者爲病。實強者爲太過，病在外，令人解㑊，脊脈痛而少氣不欲言。虚微者爲不及，病在內，令人心懸如機，眇中清，脊中痛，少腹滿，小便變。脈來上大下兑，濡滑如雀喙者，乃微石而有和緩胃氣也，故曰平。

啄啄連屬，其中微曲，乃石多胃少也，故曰病。來如解索，去似彈石，乃但石無胃氣也，故曰死。是四時之脈，皆以胃氣爲本，故有胃氣則生，胃氣少則病，無胃氣則死也。

按《素問·平人氣象論》曰：平肝脈來，耎而招招，如揭長竿末梢，曰肝平。平肺脈來，厭厭聶聶，如落榆莢，曰肺平。此兩句正形容肝之平脈，濡柔和緩微弦之義。肺之平脈，浮薄輕虚微毛之義，此卻以肺平引爲肝平。又曰：病心脈來，喘喘連屬，其中微曲，曰心病；實而盈數，如雞舉足，曰脾病。今以脾病引爲心病。

如烏之喙，脾之死脈，引爲胃之平脈。若此多與經文有異。馮氏謂越人欲使脈之易曉，重立其義爾。然讀是篇者，當與《素問》參觀。

胃者，水穀之海也，主稟。四時皆以胃氣爲本，是爲四時之變病，死生之要會也。

胃屬土，位居中央，萬物歸之，故云水穀之海。旺於四時，水火金木，無不待是以生，爲四時變病之要會，故云主稟四時也。

脾者，中州也，其平和不可得見，衰乃見耳。來如雀之喙，如水之下漏，是脾衰之見也。

脾受穀味，在四藏之中，故不可見。蓋脾寄旺於四季，不得獨主於四時，四藏平和，則脾脈在中，衰乃始見。

雀喙，言其堅鋭而無衝和之氣也。水下漏，言其斷續無常，散動而復止也。

此《素問·玉機真藏論》所謂脾者土也。孤藏以灌溉四旁者也，善者可見，要者不可見之義也。

十六難曰：脈有三部九候，有陰陽，有輕重，有六十首，一脈變爲四時，離聖久遠，各自是其法，何以別之？

脈有三部九候，見後十八難。陰陽詳第四難。輕重詳第五難。六十首見《素問·方盛衰論》，王注謂奇恒六十首，今世不存。或謂即各旺六十日之義。一脈變四時，即十五難春弦、夏鈎、秋毛、冬石也。

然脈法不一，離聖久遠，各自是其法，何以別其是非長短也？是其病有内外證。言凡病但以内外之證驗之，自得其真，不必拘於諸法也。

然：假令得肝脈，其外證善潔，面青，善怒；其內證臍左有動氣，按之牢若痛；其病四肢滿，閉淋，溲便難，轉筋。有是者肝也，無是者非也。

得肝脈，診得弦脈也，肝與膽合，爲清淨之府，故善潔。青者木之色，肝屬木，故面青。肝在志爲怒，故善怒。此外證之色脈情好也。臍左爲肝木左升之部，動氣、真氣不能藏而發現於外也。牢者，氣結而堅；痛者，氣鬱而滯也；滿，閉塞也。筋急則四肢滿脹，《左氏傳》云：風淫末疾者是也。厥陰脈循陰器，肝病故溲便難。轉筋者，肝主筋，故病筋。此內證之部屬及所主病也。

假令得心脈，其外證面赤，口干，喜笑；其內證臍上有動氣，按之牢若痛；其病煩心心痛，掌中熱而啘。有是者心也，無是者非也。

得心脈，診得鈎脈也。心在色爲赤，故面赤。心氣通於舌，火上炎，故口干。心在聲爲笑，故喜笑。此外證之色脈情好也。臍上心之部，動氣，按之牢痛，心煩，乃心包絡受邪，非真心病也。若心病，則旦占夕死，夕占旦死矣。手厥陰心包絡之脈，行於掌心，故掌中熱、啘、干嘔也，心病火盛，故啘。此內證之部屬及所主病也。

假令得脾脈，其外證面黄，善噫，善思，善味。其內證當臍有動氣，按之牢若痛。其病腹脹滿，食不消，體重節痛，怠惰嗜臥，四肢不收。有是者脾也，無是者非也。

得脾脈，診得緩脈也。脾屬土，在色爲黄，故面黄。噫，噯氣也。《靈樞·口問篇》曰：寒氣客於胃，厥氣從下上散，復出於胃，故爲噫。脾與胃合，故同病也。脾在志爲思，故善思。

脾在竅爲口，故善味。此外證之色脈情好也。脾位乎中，故動氣當臍而牢痛也。脾主運行，運行不健，故腹滿食不消也。脾主肌肉，故體重。陽明主束骨而利機關，脾與胃合，故主節痛勞倦傷脾，濕旺脾鬱，皆主怠惰嗜臥也。脾主四肢，故四肢不收。此内證之部屬及所主病也。

假令得肺脈，其外證面白，善嚏，悲愁不樂，欲哭；其内證臍右有動氣，按之牢若痛；其病喘欬，灑淅寒熱。有是者肺也，無是者非也。

得肺脈，診得毛脈也。肺在色爲白，故面白。《靈樞·口問篇》曰：陽氣和利，滿於心，出於鼻，故嚏。肺氣通於鼻，故善嚏。肺在志爲憂，故悲愁不樂。在聲爲哭，故欲哭。此外證之色脈情好也。

臍右爲肺金右降之部，動氣按之牢痛者，肺氣結也。肺主氣，氣逆故病喘欬。肺主皮毛，故灑淅寒熱。此内證之部屬及所主病也。

假令得腎脈，其外證面黑，善恐欠；其内證臍下有動氣，按之牢若痛；其病逆氣，小腹急痛，泄如下重，足脛寒而逆。有是者腎也，無是者非也。

得腎脈，診得石脈也。腎在色爲黑，故面黑，腎在志爲恐，故善恐。《靈樞·口問篇》曰：陰氣積於下，陽氣未盡，陽引而上，陰引而下，故數欠。是腎主欠。此外證之色脈情好也。腎居最下，臍下腎之位，腎氣結，故動氣按之牢痛。腎氣不足，傷於衝脈，故病逆氣。少陰之脈循少腹，故小腹急痛也。腎者胃之關，今氣虛，故爲下重泄，謂食畢即思圊也。《靈樞·經脈篇》曰：足少陰腎之脈，循內踝之後，别入跟中，以上踹內，故病足脛寒而逆。此內證之部屬及所主病也。泄如下重『如』字，滑氏易作『而』字，極是。

十七難曰：經言病或有死，或有不治自愈，或連年月不已。其死生存亡，可切脈而知之耶？然：可盡知也。

此引《素問·脈要精微論》《平人氣象論》語錯雜言之，非經之全文也。所問三者，答曰盡可知也，而下文止答病之死證，餘無所見，或有闕簡歟？抑不治自愈，即十三難之相生脈。連年月不已，即五十五難之積聚病歟？未可知也，故俟參考。

診病若閉目不欲見人者，脈當得肝脈强急而長，而反得肺脈浮短而濇者，死也。

肝開竅於目，閉目不欲見人，肝病也。然肝之病，脈當弦急而長，今以肝病而診得浮短而濇之肺脈，乃金來剋木也，故主死。

病若開目而渴，心下牢者，脈當得緊實而數，反得沉濇而微者，死也。

開目而渴者，心主熱，熱甚則開目而渴也。心下牢者，心痛現證，是實邪也，當得緊實而數之脈，今見沉濡而微之腎脈，乃水來剋火，況陽病而得陰脈，不死何待？

病若吐血復鼽衄血者，脈當沉細，而反浮大而牢者，死也。

夫血，虛證也，其脈當沉細，而反見浮大牢實之脈，是陰病而得陽脈，病虛脈實，故主死。《靈樞·玉版篇》曰：衄而不止，脈大，是三逆。即此義也。

病若譫言妄語，身當有熱，脈當洪大，而反手足厥逆，脈沉細而微者，死也。

譫妄，熱證也。身當有熱，脈當洪大，今反見手足厥冷，脈來沉細而微，此病實脈虛也，故死。

病若大腹而泄者，脈當微細而濇，反緊大而滑者，死也。

大腹而泄者，脾濕下陷，脈當微細，而反見滑大之脈，是亦病虛脈實矣。《靈樞·玉版篇》曰：腹鳴而滿，四肢清泄，其脈大，是二逆，即此義也。

十八難曰：脈有三部，部有四經，手有太陰陽明，足有太陽少陰，爲上下部，何謂也？

滑氏曰：此篇立問之意，謂人有十二經脈，凡有三部，每部之中有四經，今手有太陰、陽明，足有太陽、少陰，爲上下部，何謂也？蓋三部者，以寸關尺分上中下也。四經者，寸關尺兩兩相比，則每部各有四經矣。手之太陰、陽明，足之太陽、少陰，爲上下部者，肺居右寸，腎居左尺，循環相資，肺高腎下，母子相望也。經云：藏真高於肺，藏真下於腎是也。

然：手太陰、陽明，金也；足少陰、太陽，水也。金生水，水流下行而不能上，故在下部也。足厥陰、少陽，木也，生手太陽、少陰火，火炎上行而不能下，故爲上部。手心主少陽火，生足太陰陽明土，土主中宮，故在中部也。此皆五行子母更相生養者也。

手太陰肺、手陽明大腸屬金，皆診於右寸。足少陰腎、足太陽膀胱屬水，皆診於左尺。金生水，水性流下，故在下部也。足厥陰肝、足少陽膽屬木，皆診於左關。手太陽小腸、手少陰心屬火，皆診於左寸。木生火，火性炎上，故在上部也。手厥陰心包絡、手少陽三焦屬相火，當候於右尺。足太陰脾、足陽明胃屬土，當候於右關。火生土，土位居中，故在中部也。土復生金，此五行子母循環生養，三部四經上下之義也。

脈有三部九候，各何主之？然：三部者，寸關尺也。九候者，浮中沉也。上部法天，主胸以上至頭之有疾也；中部法人，主膈以下至臍之有疾也；下部法地，主臍以下至足之有疾也。審而刺之者也。

三部之中，各有浮中沉，是爲九候。浮爲陽，沉爲陰，中者胃氣也，所謂自膈以上爲上焦也，自膈以下爲中焦也，自膈以下至足爲下焦也。謝氏曰：此一節當是十六難中答辭，錯簡在此，而剩出『脈有三部九候，各何主之』十字。且『審而刺之』，楊氏云爲審病之所在而刺之，丁氏云當次第之次，紀氏則爲刺候之義。各有至理，姑存備參。

人病有沉滯久積聚，可切脈而知之耶？然：診左右脇有積氣，得肺脈結，脈結甚則積甚，結微則氣微。

診不得肺脈，而右脇有積氣者，何也？然：肺脈雖不見，右手脈當沉伏。

此病久積聚，可切脈而知之也。肺金右降，右脇，肺之部也。若右脇有積聚，則肺脈當結，結脈往來緩，時一止復來，而無定數者是也。蓋結爲積聚之脈。《素問·平人氣象論》曰：結而横，有積矣。然積氣微甚，是以結甚則積甚，結微則氣微也。設肺脈雖不見結，而右手脈當見沉伏，沉伏亦積聚脈，右手統三部言，則肺脈亦在其中。又右手氣口所以候裏也。

其外痼疾同法耶？將異也？然：結者，脈來去時一止無常數，名曰結也。伏者，脈行筋下也。浮者，脈在肉上行也。左右表裏，法皆如此。

此承上文，復問外之痼疾，與內之積聚，法將同異也。痼疾者，凡肌肉筋骨間久留不去之病皆是，以其不在藏府，故曰外也。止無常數，結脈之象，若有常數，爲代脈矣。蓋結脈之所由生，以積聚在內，脈道不通，故現脈如此也。伏脈輕手尋之不見，重按以指推筋着骨，乃得其脈形潛隱於骨間者是也。言結伏則病在裏；結浮則病在表；結在右，病亦在右，結在左；病亦在左。以此推之，則內外左右，積氣痼疾，其結脈雖同，而浮伏異也。故曰法皆如此。

假令脈結伏者，內無積聚；脈浮結者，外無痼疾；有積聚，脈不結伏；有痼疾，脈不浮結。爲脈不應病，病不應脈，是爲死病也。

有是病必有是脈，內有積聚，脈宜伏結；外有痼疾，脈宜浮結。設見伏結、浮結之脈，而無伏結、浮結之證，見伏結、浮結之證，而無伏結、浮結之脈，謂之脈不應病，病不應脈也。夫病脈不相應，乃真氣已離，血脈不相聯屬，故云死。然凡病與脈不相應者，皆爲死候，不特積聚爲然也。

十九難曰：經言脈有逆順，男女有恒，而反者，何謂也？

恒，常也。反，謂上下相反也。此男女之脈，有一定恒常之法，得其脈爲順，不得其脈爲逆，若強弱相反，則爲何病？

然：男子生於寅，寅爲木，陽也。女子生於申，申爲金，陰也。故男脈在關上，女脈在關下，是以男子尺脈恒弱，女子尺脈恒盛，是其常也。

此推本生物之初，而言男女陰陽也。楊氏曰：元氣始於子，人之所生也。自子推之，男從左行三十，而至於巳；女從右行二十，而至於巳，爲夫婦懷妊也。古者男子三十，女子二十，然後行嫁娶，法本於此。十月而生，男從巳左行十月至寅，故男行年起於丙寅，女從巳右行十月至申，故女行年起於壬申。所以男子生於寅，女子生於申也。謝氏曰：寅爲陽木，木生火。火生於寅，其性炎上，故男脈在關上，申爲陰金，金生水，水生於申，其性流下，故女脈在關下。男子陽氣盛，故尺脈弱；女子陰氣盛，故寸脈弱。此男女之常也。

反者，男得女脈，女得男脈也。其爲病何如？

男得女脈，女得男脈，畀乎恒常，謂之反。然反之爲病如何？設此問以起下文之義。

然：男得女脈爲不足，病在內。左得之，病在左；右得之，病在右，隨脈言之也。女得男脈爲太過，病在四肢。左得之，病在左；右得之，病在右，隨脈言之，此之謂也。

男得女脈者，寸脈當盛反弱，尺脈當弱反盛，爲陰氣盛，陽陷於陰，故爲不足。陰主內，故病在內。陽氣入陰，病見於陰位也。女得男脈者，寸脈當弱反盛，尺脈當盛反弱，爲陽氣盛，陰越於陽，故爲有餘。四肢屬乎陽，陰氣從陽，則病見於陽位也。左右者，以脈之左右，以驗病之左右耳。徐氏曰：陽道全而陰道半。故陽得陰脈爲不足，陰得陽脈爲有餘也。

按 丁錦曰：人之有尺，猶樹之有根，欲其盛而不可得也。若男得女脈指尺盛，豈可謂之不足乎？女得男脈指尺弱，豈可謂之太過乎？蓋男得女脈爲不足者，寸脈弱，陽氣不足於內，故病在內也。女得男脈爲太過者，寸脈盛，陽氣有餘於外，故病在四肢也。斯言也，似亦近理，而不可泥執者也。夫尺爲脈之根，宜盛不宜弱是矣。然陰虛火動，兩尺洪而有力者，豈非不足乎？火炎於上，兩寸洪而有力者，豈非太過乎？更有兩寸豁大無力，宜大補者；兩尺豁大無力，宜升陽散火者；寸脈大於尺脈，而俱有力，爲陰虛陽盛宜下者；尺脈大於寸脈，而俱有力，爲陽虛陰盛宜汗者。然脈之變，非一言能盡，豈可膠柱鼓瑟耶？越人示人以男女陰陽之體，內外不足太過之變，要在一隅三反耳，學者審諸。

二十難曰：經言脈有伏匿，伏匿於何藏而言伏匿耶？然：謂陰陽更相乘，更相伏也。脈居陰部，而反陽脈見者，爲陽乘陰也；脈雖時沉濇而短，此謂陽中伏陰也；脈居陽部，而反陰脈見者，爲陰乘陽也，脈雖時浮滑而長，此謂陰中伏陽也。

此言陰陽相乘中又有伏匿之義也。經言無考。伏匿者，謂不見於本位，反藏於他部而見脈也。脈之陰陽，非獨言寸爲陽、尺爲陰也。若以前後言之，即寸爲陽部，尺爲陰部；若以上下言之，肌肉上爲陽部，肌肉下爲陰部。陽乘陰者，尺中已浮滑而長，又時時沉濇而短，故曰陽中伏陰，言陽雖乘陰而陰猶伏於陽內也。陰乘陽者，寸關已沉短而濇，又時時浮滑而長，故曰陰中伏陽，言陰雖乘陽而陽猶伏於陰中也。

重陽者狂，重陰者癲。脫陽者見鬼，脫陰者目盲。

此又因陰陽之伏匿而極言之。重陽重陰，言不止伏匿，而陰皆變爲陽，陽皆變爲陰也。狂者陽疾，癲者陰疾。重陽者狂，木火之陽旺也。重陰者癲，金水之陰旺也。心主喜，肝志怒，狂者木火有餘，故多喜怒。腎志恐，肺主悲，癲者金水有餘，故多悲恐。脫陽者陰旺，鬼，陰類也，故見之。脫陰者，肝竅於目，肝藏血，血舍魂，魂化神，魂神升發而生光明，上開雙竅，則爲兩目，陰者陽之宅也。陰脫宅傾，神魂散亡，是以目盲，名雖陰脫，而實脫陰中之陽氣也。

二十一難曰：經言人形病脈不病，曰生；脈病形不病，曰死。何謂也？然：人形病脈不病，非有不病者也，謂息數不應脈數也。此大法。

形病脈不病曰生者，人以脈爲主，設其人形體羸瘦，精神困倦，不可謂之無病也。診其脈，惟息數不應脈數，雖營衛有傷，而不見至損死絶之脈，雖病必生，必其藏府無恙也。脈病形不病曰死者，設其人肌肉不減，飲食如常，不可謂之有病也。診其脈，則代革頻見，雖不病亦死，以其藏府已壞，不可救藥也。經言無考。仲景辨脈篇曰：脈病人不病，名曰行屍，以無王氣，卒眩仆不省人者，短命則死。人病脈不病，名曰內虛，以無穀氣，雖困無害。即此義歟！

二十二難曰：經言脈有是動，有所生病，一脈輒變爲二病者，何也？然：經言是動者，氣也；所生病者，血也。邪在氣，氣爲是動；邪在血，血爲所生病。氣主呴之，血主濡之。氣留而不行者，爲氣先病也；血壅而不濡者，爲血後病也。故先爲是動，後所生病也。

脈謂十二經隧之脈，每脈中有二病者，有在氣在血之分也。邪在氣，氣爲是而動；邪在血，血爲所生病，是脈之動者氣爲之，而所生病者，血爲之也。氣病傳血，故曰一脈變爲二病也。呴，煦也。氣主呴之者，謂氣煦噓往來，薰蒸於皮膚分肉也。濡，潤也。血主濡之者，謂血濡潤筋骨，滑利關節，榮養藏府也。然氣留而不行，則血亦壅而不濡，氣在外。血在內，外先受邪，則內亦從之而病，故曰先爲是動，後所生病也。

上第一卷，一難至二十二難，論脈。

二十三難曰：手足三陰三陽脈之度數，可曉以不？然：手三陽之脈，從手走頭，長五尺，五六合三丈。手三陰之脈，從手至胸中，長三尺五寸，三六一丈八尺，五六三尺，合二丈一尺。足三陽之脈，從足至頭，長八尺，六八四丈八尺。足三陰之脈，從足至胸，長六尺五寸，六六三丈六尺，五六三尺，合三丈九尺。人兩足蹻脈，從足至目，長七尺五寸，二七一丈四尺，二五一尺，合一丈五尺。督脈任脈，各長四尺五寸，二四八尺，二五一尺，合九尺。凡脈長一十六丈二尺。此所謂十二經脈長短之數也。

此言十二經及兩蹻督任之脈，析之合之，皆有度數可紀也。手有三陰，太陰肺、少陰心、厥陰心包絡；足有三陰，太陰脾、少陰腎、厥陰肝；手有三陽，太陽小腸、陽明大腸、少陽三焦；足有三陽，太陽膀胱、陽明胃、少陽膽，爲十二經也。經之流注，手三陽皆從手指末起而終於頭，手三陰亦從手指末起而終至胸中，足三陽從足指起而至頭，足三陰從足趾足心起而至胸，此舉經脈之度數，故皆以手足言也。蹻脈屬奇經，有陰陽之分，左右足各有陽蹻，即從足太陽申脈穴，由外上行至風池者是也。左右足各有陰蹻，即從足少陰照海穴，由內踝上行至咽喉者是也。但《靈樞·脈度篇》論蹻脈起止。專指陰蹻言，而不及陽蹻，則其長短之數，乃陰蹻之數也。故帝問蹻脈有陰陽，何脈當其數，岐伯答以男子數其陽，女子數其陰。蓋陽蹻與陰蹻，雖有內外表裏之殊，其長短則大約相等也。督脈任脈，亦屬奇經。督脈起於腎中。由尻貫脊，入腦交巔，終於人中，統一身之陽。任脈起於少腹之内，出會陰，循臍腹，上喉嚨，終於脣下之承漿，統一身之陰。此節引《靈樞·脈度篇》原文，以明脈即營氣也。

經脈十二，絡脈十五，何始何窮也？然：經脈者，行血氣，通陰陽。以榮於身者也。其始從中焦注手太陰陽明，陽明注足陽明太陰，太陰注手少陰太陽，太陽注足太陽少陰，少陰注手心主少陽，少陽注足少陽厥陰，厥陰復還注手太陰。別絡十五，皆因其原，如環無端，轉相灌溉，朝於寸口、人迎，以處百病，而決死生也。

上言經脈尺度，此又言經脈行度，而推論絡脈隨經脈以運行也。經有十二，始從中焦者，蓋謂飲食入胃，其精微之化，注於手太陰陽明，以次相傳，至足厥陰，厥陰復還注手太陰也。絡脈十五，皆隨十二經脈之所始，轉相灌溉，如環之無端，朝會於寸口、人迎，以處分百病，而決死生也。

古法以結喉兩旁動脈爲人迎，越人獨取寸口，直以左手關前一分爲人迎，右手關前一分爲氣口，後世宗之。蓋胃受穀氣而養五藏，肺朝百脈而平權衡，胃爲脈之根，肺爲脈之干，胃脈大小強弱，未有不變見於寸口。寸口者，脈之大會，爲肺之動脈，以根干相通故也。

經曰：明知終始，陰陽定矣，何謂也？然：終始者，脈之紀也。寸口、人迎，陰陽之氣，通於朝使，如環無端，故曰始也。終者，三陰三陽之脈絶，絶則死，死各有形，故曰終也。

經，《靈樞·終始篇》也。此節承上文決死生之義，而問脈之終始，以起下節脈絶之形也。終始篇曰：凡刺之道，畢於終始，明知終始，五藏爲紀，陰陽定矣。是謂欲知終始，於陰陽爲能定之，蓋以陽經取決於人迎，陰經取決於氣口也。朝，朝宗也。使，使道也。道即經隧之謂。

始如生物之始，終如生病之窮，欲明生死，脈以候之。陰陽之氣，循環不已，人之生機，皆始於此，故曰始也。三陰三陽之脈絕，人之生機，皆終於此，故曰終也。其三陰三陽脈絕之形狀，具如下章。

二十四難曰：手足三陰三陽氣已絕，何以爲候？可知其吉凶否？然：足少陰氣絕，則骨枯。少陰者，冬脈也，伏行而溫於骨髓。故骨髓不溫，則肉不着骨，骨肉不相親，則肉濡而卻。肉濡而卻，故齒長而枯，發無潤澤。無潤澤者，骨先死。戊日篤，己日死。

此承上文手足三陰三陽氣絕必有其候，引《靈樞·經脈篇》錯雜言之也。足少陰，腎脈也，腎主冬，故云冬脈也。腎主內營骨髓，故云伏行而溫於骨髓也。濡，軟也。卻，退縮也。腎氣已絕，骨肉不相親，則齒齦之肉結縮，故齒漸長而枯燥也。腎主藏精而化血，發者血之餘，腎之精氣絕，故發不潤澤也。戊己，土也。腎，水也。土剋水，故云戊日篤，己日死也。

足太陰氣絕，則脈不榮其口脣。口脣者，肌肉之本也。脈不榮，則肌肉不滑澤；肌肉不滑澤，則肉滿；肉滿，則脣反；脣反，則肉先死。甲日篤，乙日死。

足太陰，脾脈也。脾主肌肉，脾開竅於口，其華在脣四白，脈不營，則太陰之氣絕，故肌肉不滑澤，肉滿脣反也。甲乙，木也。脾，土也。木剋土，故云甲日篤，乙日死也。

足厥陰氣絶，則筋縮引卵與舌。厥陰者，肝脈也。肝者，筋之合也。筋者，聚於陰器而絡於舌本。故脈不榮則筋縮急；筋縮急則引卵與舌。故舌卷卵縮，則筋先死。庚日篤，辛日死。

足厥陰，肝脈也。其華在爪，其充在筋，其脈循陰器而絡於舌本，脈不營則厥陰之氣絶，故筋急舌卷而卵縮也。

庚辛，金也。肝，木也。金尅木，故云庚日篤，辛日死也。

手太陰氣絶，則皮毛焦。太陰者，肺也，行氣溫於皮毛者也。氣弗榮則皮毛焦；皮毛焦，則津液去；津液去，則皮節傷；皮節傷，則皮枯毛折。毛折者，則毛先死。丙日篤，丁日死。

手太陰，肺脈也。其華在毛，其充在皮，脈不營，則皮毛焦。肺主氣，氣主薰膚澤毛，太陰氣絶，故津液去，則皮枯毛折而節傷也。丙丁，火也。肺，金也。火尅金，故云丙日篤，丁日死也。

手少陰氣絶，則脈不通。少陰者，心脈也。心者，脈之合也。脈不通則血不流，血不流則色澤去，故面黑如黧，此血先死。壬日篤，癸日死。

手少陰，心脈也。心主血脈，其榮色也，其華在面。心氣絶，則脈不通，血不流而色澤去矣。面黑如黧，黧，黑黄色而無潤澤也，言心血不能營於面，則黄黑而無光華也。壬癸，水也。心，火也。水尅火，故云壬日篤，癸日死也。

按　手三陰，今釋太陰、少陰，而獨遺手厥陰者，何也？蓋包絡與心同候，言心氣絶，則包絡之氣亦絶，其診既同，不必別解。故《靈樞·經脈篇》亦無手厥陰之候也。

三陰氣俱絶者，則目眩轉，目瞑。目瞑者爲失志；失志者則志先死。死即目瞑也。

三陰者，手足三陰脈，此五藏之脈也。五藏者，人之根本也。目眩者，眩亂而見之不真也。轉者，目或反背，或朝上，或左右側也。目瞑者，盲而無所見也。此三陰氣絶，精神俱去之候。失志者，人之五志，各屬一藏，肝志怒，心志喜，脾志思，肺志憂，腎志恐。今三陰已絶，五藏皆失其志，故無喜怒憂思恐，五志俱亡，故曰失志即死也。

六陽氣俱絶者，則陰與陽相離，陰陽相離。則腠理泄，絶汗乃出，大如貫珠，轉出不流，則氣先死。旦占夕死，夕占旦死。

六陽者，手足三陽也。陰與陽相離者，陰陽隔絶不相附也。夫陽氣衛外，則腠理密；陽氣絶，則腠理不固，陰不可獨留，故毛孔皆開，陰氣亦從腠理而泄矣。甚則絶汗出，大如貫珠者，言身體汗出著肉，如綴珠而不流散。故曰貫珠也。氣屬於陽，陽絶，故氣先死也。

按《靈樞•經脈篇》無三陽分候之法，止有總論六陽氣絶一節，若終始篇及《素問•診要經終論》，俱載三陽絶候法。今既以三陰三陽爲問，當引經文以證明之，補其未備。太陽之脈，其終也，戴眼反折，瘈瘲，其色白，絶汗乃出，出則死矣。少陽終者，耳聾，百節皆從，目睘絶繫，絶繫一日半死。其死也，色先青白，乃死矣。陽明終者，口目動作，善驚妄言，色黄，其上下經盛而不仁，則終矣。此三陽脈絶之狀也。夫太陽之氣主皮毛。氣絶於皮，故色白，而絶汗出也。少陽主骨，百節盡從，則少陽之氣絶，少陽屬腎，腎藏志，目繫絶者，志先死矣。陽明之脈，挾口承目，故口目動作，乃其經氣欲絶也。善驚妄言，陽明之神氣外出也，色黃，陽明之土氣外脱也。上下經盛，胃氣絶而無柔和之象也。肌膚不仁，則營衛之氣絶矣。

二十五難曰：有十二經，五藏六府十一耳，其一經者，何等經也？然：一經者，手少陰與心主別脈也。心主與三焦爲表裏，俱有名而無形，故言經有十二也。

此節問答之意，謂五藏六府配手足之陰陽，但十一經耳，其一經者，乃手少陰心脈，手心主包絡脈也。二脈俱是心脈，而少陰與太陽合脈，心主與三焦合脈，各相表裏而合爲十二經也。其言包絡三焦無形者，言其氣也，然未免語病。《靈樞・本藏篇》曰：密理厚皮者，三焦膀胱厚，粗理薄皮者，三焦膀胱薄。果否無形，何以有厚薄之相應乎？邪客篇曰：心者，五藏六府之大主，其藏堅固。邪勿能容，容之則心傷，心傷則神去而死矣。故諸邪之在於心者，皆在於心之包絡。包絡者，言包裹此心之膜也。若其無形，所指何物？是包絡三焦之有形，不待辨自明矣。

按　手厥陰心包絡，即包心之脂膜，西醫謂心外之夾膜者是也。其膜分內外二層，外層厚而堅密，上裹總迴管脈管，下與膈膜之上層相黏，內層外連於外層，內黏於心，其脈與膈之脈管，肺之氣食兩管，而通貫於腦筋。心之脈絡，亦從包絡發出，以達周身。故經言膻中者，臣使之官也。手少陽三焦，爲水中之陽，是爲相火。經言少陽屬腎者，屬於腎中命門也。命門即腎繫，由胃繫下生脂膜，爲三焦之根。西醫所謂腹包膜，腹內府統膜者是也。其膜之原，腎繫之，下裹膀胱，通兩腎，包二腸及女子子宫，經核反折迴，由尻骨之後上行腹壁膜，前至肝之上，膈膜之下，轉向腹前，包肝裹胃，上層與膈膜之下層黏續。膈之上層，與心包絡之下層相聯，氣脈通貫於肝之下，胃之上，又横出薄膜一層，以隔肝胃，即肝胃連膜也。心肺在此膜之上，不能包裹所包各藏府，肚腹之前，成一空囊，由肝胃連膜，後有一孔相通，透入空囊，名曰空竅。凡膈膜以下各藏府之間，俱有此膜數層之折疊筋帶，爲縮其藏府，以定其部位，並護行各處之血管腦筋，又枝生薄膜，綱羅從横，是由彼藏行於此藏，以通氣血者也。凡諸連綱膜油，皆三焦之物也。夫包絡之脈，下膈，歷絡三焦上下，黏續其氣；並出於腎，一遊行於上中下三焦，而各有所歸之部署；一入於心包絡，而爲君主之相。三焦起於七節之間，藏水中真火，爲相火之宅，包絡乃相火之藏，三焦乃相火之府，包絡三焦氣化流行，皆相火之流行也。以似藏别藏之小囊，配似府外府之大囊，亦天造地設之理，不容妄議者也。若泥執無形，誤矣。

二十六難曰：經有十二，絡有十五，餘三絡者，是何等絡也？然：有陽絡，有陰絡，有脾之大絡。陽絡者陽蹻之絡也。陰絡者，陰蹻之絡也。故絡有十五焉。

十二經有十二絡，如手太陰絡大腸，手陽明屬大腸絡肺之類。此云絡有十五者，以陽蹻之絡統諸陽，陰蹻之絡統諸陰，又以脾之大絡總統陰陽諸絡也。

按《靈樞·經脈篇》，十二經别之外，以督脈之長强，任脈之尾翳，脾之大包，合爲十五絡。蓋督脈統絡諸陽，任脈統絡諸陰，以爲十二經絡陰陽之綱領故也。若陽蹺爲足太陽之別，陰蹺爲足少陰之別，不能統諸陰陽。越人取此，或別有見義，未可知也。然：《素問·平人氣象論》云：胃之大絡，名曰虚裏，貫膈絡肺，出於左乳下，其動應衣，脈宗氣也。虚裏一穴，爲胃之大絡，若動甚則宗氣泄矣，是亦不可不知也。夫十二經脈之血氣與脈，皮膚之氣血，皆生於胃府水穀之精，而各走其道。經脈十二者，六藏六府，手足三陰三陽之脈，乃營血營行，伏於分肉之內，始於手太陰肺，終於足厥陰肝，周而復始，以應呼吸漏下者也。即西醫所謂運血之脈管也。其出於孫絡皮膚者，隨三焦出氣，溢於孫絡，以充膚熱肉，澹滲毫毛，衛行於周身，即西醫所謂之微絲血管也。由孫絡行遍周身，溜於經別。經別者，藏府之絡脈也。

與經脈交相逆順而行，即西醫所謂迴血管也。人身經脈十二，絡脈十五，二十七氣出入，陰陽相貫，如環之無端。任脈統一身之陰以主出，督脈統一身之陽以主入，兩蹺即隨經脈交相逆順，而行之陽絡陰絡也。

二十七難曰：脈有奇經八脈者，不拘於十二經，何也？然：有陽維，有陰維，有陽蹺，有陰蹺，有衝，有督，有任，有帶之脈。凡此八脈者，皆不拘於經，故曰奇經八脈也。

奇，音基，斜也，零也，不偶之義。維，維持也。蹺，蹺捷也。衝，直上也。督，總督諸陽也。任，統任諸陰也。帶爲諸脈之總束也。此八脈者，不係正經，無表裏配合，別道奇行，故曰奇經也。

經有十二，絡有十五，凡二十七氣，相隨上下，何獨不拘於經也？然：聖人圖設溝渠，通利水道，以備不然。

天雨降下，溝渠滿，當此之時，霶霈妄行，聖人不能復圖也。此絡脈滿溢，諸經不能復拘也。

經脈十二，絡脈十五，二十七氣，流行內外上下，皆有常度。此八脈不隨十二經脈常度，別道而行，故越人設溝渠爲喻，以見絡脈滿溢，諸經不能復拘，而爲奇經，故奇經爲十二經脈之別派。

此兩節舉八脈之名，及所以明奇經之義也。

二十八難曰：其奇經八脈者，既不拘於十二經，皆何起何繼也？然：督脈者，起於下極之俞，並於脊裏，上至風府，入屬於腦。

此承明八脈起止之義。下極之俞，長強穴也，在脊骶骨端。風府穴在腦後發上，同身寸之三寸。蓋督者，都也，能統諸陽脈，行於背，爲陽脈之都綱也。

按　唐氏曰：督脈起於腎中，下至胞室，腎中天一所生之癸水，入於胞中，全在督脈導之使下也。督氣至胞，任脈應之，則心胃之血，乃下會於胞中，此爲任督相交，心腎相濟，道家坎離水火交媾之鄉，即在於此。督脈絡陰器，循二陰之間，與任脈會於下也。貫脊上頂，交於人中，與任脈會於上也。今細察其脈，由鼻柱上腦，貫脊抵腎，由腎入胞中，據此道路觀之，乃知督脈主陽，主生腎氣。蓋氣生於天陽，吸入鼻孔，至腦門，下肺管，循背脊，而下入腎，又由腎入胞中，故吸入則胞中滿也。吸入之氣，實由鼻由腦由脊而下，故掩鼻張口，能出氣而不能吸氣。蓋吸由脊下，非從鼻腦不能入也。呼由膈出，故張口能出氣也。吸由脊下，督脈主之，知督脈所主，乃知氣之所生化矣。

任脈者，起於中極之下，以上至毛際，循腹裏，上關元，至咽喉。

中極穴屬任脈，在臍下，同身寸之四寸，言中極之下，蓋指會陰穴也。由會陰循腹裏而上行，至咽喉。任者，任也，能統諸陰脈而行於腹，爲陰脈之總任也。

按　唐氏曰：督脈在背，總製諸陽，謂之曰督。任脈在腹，總統諸陰，謂之曰任。陰陽相貫。故任與督兩脈必相交，下則交於前後陰之間，上則交於脣之上下也。以先後天論之，督在脊屬腎，屬先天；任在腹屬胃，屬後天。先天主氣，下交胞中，後天主血，下交胞中，全在此二脈也。以水火論，督脈屬氣屬水，任脈屬血屬火，是任脈當又屬之心，心腎相交，水火既濟，皆由於此。故任脈者，陰脈之海也。

衝脈者，起於氣衝，並足陽明之經，夾臍上行，至胸中而散也。

衝脈爲十二經之海，起於氣衝，並陽明之脈，夾臍上行而至胸中。《素問·骨空論》言起於氣街，並少陰之經，與此異。《靈樞·逆順肥瘦篇》與此同。蓋衝脈起於胞中，爲氣血之海，乃呼吸之根，人之呼氣，由氣海循胸膈肺管而出於喉，故以衝爲氣街，蓋指乎此，經文雖互異，而義無害也。

按　人身陰陽原氣，皆起於下。故《內經》以廣明之後，即爲太衝，太衝之地，屬之少陰，少陰之前，乃爲厥陰。其部爲血海，常與太衝騰精氣而上，灌溉陰陽，斯則人之元氣精氣，皆起於下也。由下而起，則分三道而上，其陽者，從少陰之後，行太陽夾脊中道，以總諸陽，名爲督。其陰者，由前陰地道而上，行陽明之表，中以總統諸陰，其名爲任。而中央一道，則脈起血海，騰精氣而上，積於胸中爲宗氣，以司呼吸，其名爲衝。是氣則與陽明胃氣俱住中州，亦與血海之營氣，俱行十二經脈者也。督脈任脈，皆起胞中，一行脊，一行腹，會於承漿。衝脈則由胸中上行，挾臍而會於咽喉，三脈同起於下極，一源而三歧，故軒岐不曰衝督任，而總其名曰太衝。是太衝者，以一身之精氣升降言之，不獨爲血海言之也。夫胃中飲食之精汁，奉心化血，下入胞中，即由衝脈導之使下，故《內經》云：女子二七而天癸至，太衝脈盛，月事以時下也。是胞中爲先天腎氣、後天胃血交會之所，衝脈起於胞中，導先天腎氣上行，以交於胃，導後天陰血下行，以交於腎，導氣而上，導血而下。通於腎，麗於陽明，此衝脈之所司也。

帶脈者，起於季脇，迴身一周。

帶脈起於季脇下，同身寸之一寸八分。帶，束也。迴，繞也。橫圍一周，前垂如帶，總束諸脈，使上下有常，要約管束之，如人之束帶然，故名帶也。帶脈之所從出，則貫腎繫，是當屬腎，女子繫胞，賴其主持，蓋其根結於命門也。環腰貫臍，居於身之中，又當屬脾，故脾病則女子帶下，以其屬脾，而又下垂於胞中，故隨帶而下也。

陽蹺脈者，起於跟中，循外踝上行，入風池。

陽蹺脈起於足外踝申脈穴，而上行入於風池。風池穴在耳後，同身寸之半寸，屬少陽膽經。蹺者，捷也，主人行走之機，供步履之用也。

陰蹺脈者，亦起於跟中，循內踝上行，至咽喉，交貫衝脈。

陰蹻脈起於足內踝骨下之照海穴，而上行至咽喉，交貫衝脈，循頄入眥，與太陽、陽蹻脈會。

按　兩蹻脈者，蹻以矯舉爲義，乃絡脈中之氣血行身之側，與少陽厥陰同性，兩脈主筋，兩蹻亦主筋也。然其道不同，陰出陽而交於足太陽，陽入陰而交於足少陰，其氣每從陰陽根柢和合，以爲矯舉，而上榮大會於目，故目之瞑開皆宜。其曰陰脈營其藏，陽脈營其府者，入陰則營藏，入陽則營府也。男女脈當其數者，男子陽用事，其蹻在陽，故男子數斷其陽。女子陰用事，其蹻在陰，故女子數斷其陰也。

陽維陰維者，維絡於身，溢畜不能環流灌溉諸經者也。故陽維起於諸陽會也，陰維起於諸陰交也。

陽維陰維，維絡於身，爲陰陽之綱維也。陽維發於足太陽之金門，以足少陽陽交爲郄，與手足太陽及蹻脈會於臑俞，與手足少陽會於天髎及會肩井，與足少陽會於陽白，上本神、臨泣、正營、腦空，下至風池，與督脈會於風府、啞門，此陽維之起於諸陽之會也。陰維之郄名曰築賓，與足太陰會於腹哀、大橫，又與足太陰厥陰會於府舍、期門，又與任脈會於天突、廉泉。此陰維起於諸陰之交也。

按　陽維主皮膚之氣，行身之表，陰維主脂膜之氣，行身之裏，故病寒熱內痛也。其起止，羅氏謂陰維以維於諸陰，陽維以維於諸陽，然而能爲維者，必從乎陰陽之根柢，具盛氣之發，而後能維。陽維從少陰至太陽，發足太陽之金門，而與手足少陽陽明五脈會於陽白。陰維從少陽斜至厥陰，發於足少陰之築賓，至頂前而終。少陰少陽，爲陰陽根柢之氣，維於陽者，必從少陰以起之，是陰爲陽根也。維於陰者，必從少陽而起之，是陽爲陰致也。故二脈乃孫絡中氣血而入於絡脈，爲衛氣綱領也。

比於聖人圖設溝渠，溝渠滿溢，流於深湖，故聖人不能拘通也。而人脈隆盛，入於八脈而不環周，故十二經亦不能拘之，其受邪氣，畜則腫熱，砭射之也。

比於者，譬喻之辭也。言奇經八脈所起所繼如此，然不拘於十二經者，何哉？比如聖人設溝渠，所以通利水道也，溝渠滿溢，則流入深湖。深湖者，卑平積水之所，故能拘製於溝渠而流通也。人身經脈隆盛，入於奇經，不能還歸於十二經脈之中，邪氣入於奇經，無從而出，鬱滯不通，而爲腫爲熱，惟用砭石以射之，則邪氣因血以泄，病乃可已也。

二十九難曰：奇經之爲病何如？然：陽維維於陽，陰維維於陰，陰陽不能自相維，則悵然失志，溶溶不能自收持。陽維爲病苦寒熱，陰維爲病苦心痛。陰蹺爲病，陽緩而陰急。陽蹺爲病，陰緩而陽急。衝之爲病，氣逆而裹急。督之爲病，脊強而厥。任之爲病，其內苦結，男子爲七疝，女子爲瘕聚。帶之爲病，腹滿，腰溶溶若坐水中，此奇經八脈之爲病也。

此節明奇經八脈之病情也。陽維維於陽，陰維維於陰，若陰陽不能相維，則悵然失志，神思不爽矣。溶溶，懈怠浮蕩貌，言緩慢而不能收持也。陽爲衛，陽氣不和，故寒熱。陰血化於心少陰，陰氣不利，故心痛也。兩蹺脈爲病，病在陽則陽脈結急，病在陰則陰脈結急，受病者急，不病者自和緩也。

衝脈起於氣衝，而至胸中，其爲病氣逆而裹急，其所以受邪，亦因腎氣不足而邪能干之也。督脈行身之背，督脈受邪，病必脊痛而厥逆也。任脈起胞門子戶，而行於腹，故其脈結爲七疝瘕聚之病也。帶脈橫圍腰腹，故病則腹緩，腰溶溶如坐水中，寬慢不收而畏寒也。曰此奇經八脈之爲病者，以總結上文診候之要也。

按　經脈者，藏府血氣之路徑也，若者邪滯，則病生焉。此篇七難，專論經絡，何以詳於奇經而略於正經，殊覺未備。今從《靈樞·經脈篇》錄其起止，指明經脈所過，以闡血氣之跡，而知病起何經，庶不致盲人摸象也。手太陰肺經之脈，起於中焦，下絡大腸，還循胃口，上膈屬肺，從繫橫出腋下，循臑內下肘，循臑內至寸口，上魚際，出大指之端。其支者，從腕後直由次指內廉而出其端。手陽明大腸，與肺爲表裏，其脈起於大指次指之端，循指上廉，出合谷兩骨間，上入兩筋中，循臑上廉，入肘外廉，上臑外至肩，出髃骨之前廉，而至肩背之上天柱骨間大椎會上，又下入缺盆，絡肺下膈，屬大腸。其支者，從缺盆上頸貫頰，入下齒中，還出挾口交人中而上挾鼻孔。足陽明胃脈，起於鼻之交頞中，由眼下循鼻外，入上齒中，還出挾口環脣，下交承漿，卻循頤後下廉，出大迎，循頰車，上耳前，過客主人，循發際，至額顱。其支者，從大迎前下人迎，循喉嚨，入缺盆，下膈屬胃絡脾。其直者，從缺盆下乳內廉，挾臍入氣街中。其支者，起於胃下口，循腹裏，至氣街，與直者合。以下髀關，抵伏兔，下膝臏中，下循脛外廉，下足跗，入中指內間。又其支者，由下膝三寸而別，下入中指外間。又其支者，別跗上入大指間出其端。足太陰脾與胃爲表裏，其脈起於足大指之端，循指內側白肉際，過核骨後，上內踝前廉，至腨內，循脛骨後上膝股內前廉，入腹屬脾絡胃。又上膈挾咽，連舌本，散舌下。其支者，復從胃別上膈，注心中。手少陰心經之脈，起於心中，出屬心繫，下膈絡小腸。其支者，從心繫上挾咽，係目繫。其直者，從心繫卻上肺，下出腋下，循臑內後廉，下肘內，由臑內後廉抵掌後銳骨之端，入掌內後廉，循小指之內出其端。手太陽小腸，與心爲表裏。其脈起於小指之端，循手外側上腕，出踝中，直上循臂骨下廉，出肘內側兩筋之間，上循臑外後廉，出肩解，繞肩胛，交肩上，入缺盆，絡心循咽下膈，抵胃屬小腸。其支者，從缺盆循頸上頰，至目銳眥，卻入耳中。又有支者，別頰上䪼抵鼻，至目銳眥，斜絡於顴。足太陽膀胱之脈，起於目內眥，上額交巔。其支者，從巔至耳上角。其直者，從巔入絡腦，還出別下項，循肩髆內，挾脊抵腰中，入循膂，絡腎屬膀胱。其支者，從腰中下行，挾脊貫臀入膕中。又有支者，從髆內左右別下貫胛，挾脊內，過髀樞，循髀外，從後廉下合膕中。以下貫腨內，出外踝之後，循京骨，至小指外側。足少陰腎，與膀胱爲表裏。其脈起於小指之下，斜走足心，出於然谷之下，循內踝之後，別入跟中，以上腨內。出膕內廉，上股內後廉，貫脊屬腎，絡膀胱。其直者，從腎上貫肝膈，入肺中，循喉嚨，挾舌本。其支者，從肺出絡心，注胸中。手厥陰心包絡之脈，起於胸中，出屬心包絡，下膈歷絡三焦。其支者，循胸出脇，下腋三寸，上抵腋下，循臑內，下肘中，下臑行兩筋之間，入掌中，循中指出其端。又有支者，別掌中，循小指次指出其端。手少陽三焦，與心包絡爲表裏。其脈起於小指次指之端，上出兩指間，循手表腕，出臂外兩骨之間，上貫肘，循臑外，上肩，入缺盆，布膻中，散絡心包，下膈，循屬三焦。其支者，從膻中上出缺盆，上項，繫耳後，直上出耳上角，以下頰至䪼。又有支者，從耳後入耳中，出走耳前，過客主人前，交頰，至目銳眥。足少陽膽脈，起於目銳眥，上抵頭角，下耳後，循頸，至肩上，入缺盆。其支者，從耳後入耳中，出走耳前，至目銳眥後。又有支者，別銳背，下大迎，合手少陽脈抵於䪼，下加頰車，至頸，合缺盆，以下胸中，貫膈，絡肝屬膽，循脇裏，出氣街，繞毛際，横入髀厭中。其直者，從缺盆下腋循胸，過季脇，下合髀厭中。以下循髀陽，出膝外廉，至外輔骨之前，直下抵絶骨之端，下出外踝之前，循足跗上，入小指次指之間。其支者，別跗上，入大指之間，循大指歧骨內出其端。還貫爪甲，出三毛。足厥陰肝，與膽爲表裏。其脈起於大指叢毛之際，上循足跗上廉，去內踝一寸，上踝八寸，由太陰之後上膕內廉，循股陰，入毛中，過陰器，抵小腹，挾胃屬肝絡膽，上貫膈，布脇肋，循喉嚨之後，上入頏顙，連目繫，上出額，與督脈會於巔。其支者，從目繫下頰裏，環脣內。又有支者，復從肝別貫膈，上注於肺，下行至中焦，挾中脘之分，復接於手太陰肺經，合督任兩脈，以盡十六丈二尺之脈道，終而復始也。

右第二卷，二十三難至二十九難，论經絡。

三十難曰：榮氣之行，常與衛氣相隨不？然：經言人受氣於穀，穀入於胃，乃傳於五藏六府。五藏六府，皆受於氣。其清者爲榮，濁者爲衛，榮行脈中，衛行脈外，榮周不息，五十而復大會。陰陽相貫，如環之無端，故知榮衛相隨也。

榮衛循行之義，已詳一難中。此言榮衛相隨不息之原，起於胃之穀氣，其清者爲榮，即穀味之精，乃陽中之陰也。血爲榮，行於脈中，其濁者爲衛，即穀味之氣，乃陰中之陽，即所謂陽明悍氣也，化氣爲衛，以衛護於脈外。《素問・痹論》云：榮者，水穀之精氣也，和調於五藏，灑陳於六府，乃能入於脈也。衛氣者，水穀之悍氣也，其氣慓疾滑利，不能入於脈也。亦即此義。但此節乃《靈樞・營衛生會篇》中語。惟《靈樞》作穀入於胃，以傳於肺，五藏六府皆以受氣，爲少殊耳。然胃中水穀之精，爲微絲液管吸至頸會管，過肺入心，化赤爲血，以榮五藏六府。經脈之中，刪去『以傳於肺』四字，便乖藏府傳道之義，關係匪輕，不可缺也。

三十一難曰：三焦者，何稟何生？何始何終？其治常在何許，可曉以否？然：三焦者，水穀之道路，氣之所終始也。上焦者，在心下，下膈，在胃上口，主內而不出，其治在膻中，玉堂下一寸六分，直兩乳間陷者是。中焦者，在胃中脘，不上不下，主腐熟水穀，其治在臍旁。下焦者，當膀胱上口，主分別清濁，主出而不內，以傳道也，其治在臍下一寸。故名曰三焦，其府在氣街。

前節舉五藏六府，稟水穀榮衛之氣而相資養，爲論藏府之首條。此因三焦之氣化，論其發用之理也。夫三焦者，稟厚氣以資始，合胃氣以資生，上達胸中而爲用，往來通貫，宣布無窮，造化出納，作水穀之道路，爲氣之所終始也。上焦在膈膜之下者，以其上層與膈膜下層黏屬也。其氣自下而上，散於胸中，分布薰蒸於皮膚腠理，故在胃上口，主納而不令出，其治在膻中穴，屬任脈，在玉堂下同身寸之一寸六分陷者中，任脈氣所發也。中焦在胃中脘，以其包肝裹胃也，其治在臍旁之天樞，胃脈之穴也，其用在胃之中脘。中脘者，乃十二經所起所會，陰陽肉完之處，故曰脘也。下焦者，當膀胱上口，乃闌門之分，蓋由此清者入於膀胱而爲氣爲溺，濁者入於大腸而爲滓爲穢，故主出而不納，以傳道也，其治在臍下任脈之陰交穴。《素問·靈蘭秘典論》曰：三焦者，決瀆之官，水道出焉，即指此也。其所在氣街者，氣街在毛際兩旁，足陽明經穴，乃三焦之根，原氣所之處，即由腎繫所生之脂膜也。夫三焦屬相火之宅，火之性自下而上，故《素問·經脈别論》曰：飲入於胃，遊溢精氣，上輸於脾，此指中焦也。脾胃散精，上歸於肺，此指上焦也。通調水道，下輸膀胱，此指下焦也。然論上中下三焦之氣，何以獨重乎飲，不知氣乃水之所化也？膀胱之水，借吸入之天陽，引心火至下焦，薰蒸化而爲氣以上達，爲津爲液爲汗，此火交於水化氣之理，即乾陽入坤陰，隨陽氣上騰而爲云爲雨之義也。若夫三焦之形質，詳見於二十五難，可參互觀之。

三十二難曰：五藏俱等，而心肺獨在膈上者，何也？然：心者血，肺者氣，血爲榮，氣爲衛，相隨上下，謂之榮衛，通行經絡，營周於外，故令心肺在膈上也。

《素問·五藏生成論》曰：諸血皆屬於心，諸氣皆屬於肺。是心主血，血爲榮，肺主氣，氣爲衛，血流據氣，氣動依血，營衛相隨，通行經絡，周於身外，猶天道之運於上，故居膈上也。膈，膈膜也。凡人心肺之下，諸藏之上，有膈膜一層，薄如細綢，隨呼吸以升降，遮隔濁氣，不使上薰於心肺也。首節明血氣之用，此節言血氣之體，以見人身藏府，皆賴血氣之榮養也。

三十三難曰：肝青象木，肺白象金，肝得水而沉，木得水而浮，肺得水而浮，金得水而沉，其意何也？然肝者，非爲純木也，乙，角也，庚之柔。大言陰與陽，小言夫與婦。釋其微陽，而吸其微陰之氣，其意樂金，又行陰道多，故令肝得水而沉也。肺者，非爲純金也，辛，商也，丙之柔。大言陰與陽，小言夫與婦。釋其微陰，婚而就火，其意樂火，又行陽道多，故令肺得水而浮也。肺熟而復沉，肝熟而復浮者，何也？故知辛當歸庚，乙當歸甲也。

此言陰陽互根，五行化合之理。人身不外乎陰陽，交則生，不交則病，離則死。越人特舉肝肺而言者，肝藏魂，肺藏魄，魂魄爲一身陰陽之主宰也。以十干合藏府，甲陽木應膽，乙陰木應肝，丙陽火應小腸，丁陰火應心，戊陽土應胃，己陰土應脾，庚陽金應大腸，辛陰金應肺，壬陽水應膀胱，癸陰水應腎。若以五音配五行，宫土、商金、角木、徵火、羽水，各因十干之陰陽而分太少也。肝屬乙木，得水當浮，何以反沉？然：肝雖乙木，乙與庚合，庚爲陽金，金性本沉，婦當從夫，其意樂金。而失木之本性，故得水反沉也。肺屬辛金，金得水當沉，何以反浮？然：肺雖辛金，辛與丙合，丙爲陽火，火性炎上，婦當從夫，其意樂火，而失金之本性，故得水反浮也。生則生氣旺，故能化合；熟則生氣盡，故不能化合。所以肝熟而復浮，肺熟而復沉，各歸其本性也。大而言之，即天地之陰陽；小而言之，即人倫之夫婦，其理一也。

夫肝屬足厥陰經，位於膈下，故行陰道多也。肺屬手太陰經，位於膈上，故行陽道多也。今舉肝肺類推，則藏府陰陽之化合，從可會通矣。

按　十干者，甲乙丙丁戊己庚辛壬癸也。五行化合者，甲己化土，乙庚化金，丙辛化水，丁壬化木，戊癸化火也。化合之義，未有明其所以然者，請詳言之。術士僉謂逢龍則化，蓋甲己之年，首丙寅月，次丁卯，次戊辰。辰爲龍，龍善變化，戊爲陽土，此一年之運，皆當屬土。汪雙池非之，言寅月三陽出於地上，是地氣始升也，化氣當自寅月始，如甲己之年，首丙寅月，丙火生土，故甲己化土。化氣者，化其所生之氣也，餘可類推。斯說頗爲近理，然於化合之義，究不能明。或謂經曰丹天之氣，經於牛女戊分，黅天之氣，經於心尾己分，蒼天之氣，經於危室柳鬼，素天之氣，經於亢氐畢昂，元天之氣，經於張翼婁胃，其戊己分者，則奎壁角軫也。五天五行之守氣，各有所横，以加於宿度，臨於十干之上。如黅氣於心尾己分，心尾當甲，角軫當己，故土位甲己也，以下皆然。此言似近理而實非，蓋天動而虛，其氣圓通，而初無定氣，其臨御五行，自有本然當然之則，而初非有守氣以期之也。況所謂化氣者，逢合則化，不逢合則不化。五天之氣，雖應五行，而於化合之理，無所取義，未可執也。蕭吉《五行大義》引季氏《陰說》曰：木八畏庚九，故以妹乙妻庚，庚氣在秋，和以木氣，是以薺麥當秋而生，所謂妻來之義。火七畏壬六，故以妹丁妻壬，壬得火熱氣，故款冬當冬而華。金九畏丙七，故以妹辛妻丙，丙得金氣，故首夏靡草薺麥死。故夏至之後，三庚爲伏，以畏火也。土五畏甲八，故以妹己妻甲，土帶陰陽，合以雌嫁木，故能生物也。水六畏土，故以妹癸妻戊，五行相和，是其合也。張行成《翼元》云：天元五運之數，以坤元主土，配中央作五行之化源，自土至火，以次相生，然十干配五行，多不類者，蓋有相尅之變數在其中也。甲木尅己土爲妻，生庚金爲一變。乙庚次甲己，故乙庚爲金運。庚金尅乙木，生丙火，丙火尅辛金，生壬水，自乙庚之金生壬水，凡兩變。丙辛次乙庚，故丙辛爲水運。丙火尅辛金，生壬水，壬水尅丁火，生戊土，戊土剋癸水，生甲木，自丙辛之水生甲木，凡三變。丁壬次丙辛，故丁壬爲木運。壬水尅丁火，生戊土，戊土尅癸水；生甲木，甲木尅己土；生庚金，庚金尅乙木；生丙火，自丁壬之木生丙火，凡四變。戊癸次丁壬，故戊癸爲火運。戊土尅癸水，生甲木，甲木尅己土；生庚金，庚金尅乙木；生丙火，丙火尅辛金；生壬水，壬水尅丁火；生戊土，自戊癸之火生戊土，凡五變。甲己又次戊癸，故甲己復爲土運。於是戊己會於中央也。此說皆盡五行生尅之妙，然陰陽之理，以和爲洽，夫婦之道，非脇可成，究未若羅淡生《內經博議》引申《天元玉册》之義曉暢也，岐伯述《天元玉册》曰：太虛廓寥，肇基化元，萬物資始，五運終天，布氣真靈，總統坤元。夫肇基化元而布氣真靈，乃云總統於坤元，是坤元爲萬物之母也。坤元既爲萬物之母，而總統之，則天亦必有以先用之也。天之十干，以戊己居中宮，而先用水火，然後成於金木，豈非總統坤元，而以土爲首之義乎！是以天之御化，首以土爲甲，而甲遂爲土，仍順布五行於乙丙丁戊之上，而以本氣化之，土生金，以金加於乙，金生水，水加丙，水生木，木加丁，木生火，火加戊，五行畢再傳，而土加於己，故甲己合也。金加庚，故乙庚合也。水加辛，故丙辛合也。木加壬，故丁壬合也。火加癸，故戊癸合也。此因合而化，一定之理，有不可移易者也。然本氣之陰陽，仍有不能從化，而依之以爲用者，如加陽干爲氣有餘，加陰干爲氣不足，此又因值年以佐用也。

三十四難曰：五藏各有聲色臭味，皆可曉知以否？然：十變言，肝色青，其臭臊，其味酸，其聲呼，其液泣；心色赤，其臭焦，其味苦，其聲言，其液汗；脾色黄，其臭香，其味甘，其聲歌，其液涎；肺色白，其臭腥，其味辛，其聲哭，其液涕；腎色黑，其臭腐，其味鹹，其聲呻，其液唾，是五藏聲色臭味也。

此本五行而言五藏之用也。肝屬木，青者，木之色也；臊者，木之氣也；酸者，曲直作酸，木之味也；其聲呼者，聲引而長，亦木之氣也；其液泣者，肝開竅於目，故爲泣也。心屬火，赤者，火之色也；焦者，火之氣也，苦者，炎上作苦，火之味也；其聲言者，言散而揚，火之象也；其液汗者，心主血，汗爲血之標也。脾屬土，黄者，土之色也；香者，土之氣也；其味甘者，稼穡作甘，土之味也；其聲歌者，歌緩而敦，土之象也。或云：脾神好樂，故其聲主歌；其液涎者，脾開竅於口，故爲涎也。肺屬金，白者，金之色也；腥者，金之氣也；

辛者，辛從革，金之味也；其聲哭者，哭悲而激慘，金之象也；其液涕者，肺開竅於鼻，故爲涕也。腎屬水，黑者，水之色也；腐者，水之氣也；鹹者，潤下作鹹，水之味也；其聲呻者，呻沉而咽，爲水之象也。又腎位遠，非呻之氣不得及於息，故聲之呻者，自腎出也；其液唾者，腎開竅於舌下，故爲唾也。十變，陳氏謂肺主聲，肝主色，心主臭，脾主味，腎主液，五藏錯綜，互相有之，故云十變也。

按　徐氏曰：五藏之聲《靈樞・九鍼篇》《素問・宣明五氣論》俱云：心噫、肺欬、肝語、脾呑、腎欠，此則爲呼言歌哭呻，乃本之《素問・陰陽應象大論》，蓋彼以病之所發言，此以情之所發言，其理一也。讀經當推測其義，如此則無不貫矣。

五藏有七神，各何所藏耶？然：藏者，人之神氣所舍藏也。故肝藏魂，肺藏魄，心藏神，脾藏意與智，腎藏精與志也。

五藏言有七神者，脾與腎兼兩神也。藏者，藏也，言人之神氣藏於內焉。肝藏魂者，魂乃陽之精，氣之靈也。人身氣爲陽，血爲陰，陽無陰不附，氣無血不留。肝主血而內含陽氣，是之謂魂。究魂之根源，則生於坎水之一陽，推魂之功用，則發爲乾金之元氣。不藏於肺而藏於肝者，陽潛於陰也，不藏於腎而藏於肝者，陰出於陽也。晝則魂遊目而爲視，夜則魂歸於肝而爲寐。《靈樞・本神篇》云：隨神往來謂之魂，言其知覺之靈處也。肺藏魄者，魄乃陰之精，形之靈也。肝主血。本陰也，而藏陽魂，陽潛於陰也。肺主氣，本陽也，而藏陰魄，陰生於陽也。人之初生，耳目心識，手足運動，啼呼爲聲，皆魄之靈也。百合病恍惚不甯，魄受擾也，魔魘中惡，魄氣掩也。

本神篇云：並精而出入者謂之魄，言其運動之能處也。心藏神者，神主知覺，明照萬事之義也。夫神爲何物，乃腎中之精氣，而上歸於心，合爲離卦，中含坎水之象，惟其陰精內含，陽精外護。心藏之火，所以光明朗潤而能燭物。蓋神即心火，得腎陰濟之而心湛然，神明出焉。心血不足則神煩，風痰入心則神昏。本神篇云：兩精相搏謂之神，言其陰陽合體之妙機也。脾藏意與智者，脾主守中，故能記憶，又主運用，故能周慮。本神篇云：心有所憶謂之意，因慮而取物謂之智，蓋脾主思故也。腎藏精與志者，心之所之謂之志，神生於精，志生於心，亦心腎交濟之義。

按　志者，專意而不移也。志本心之作用，而藏於腎者，陽藏於陰中也。腎主精，爲五藏之本，精生髓，爲百骸之主，精髓充足，伎巧出焉，志之用也。本神篇云：初生之來謂之精，意之所存謂之志，亦此義也。

三十五難曰：五藏各有所，府皆相近，而心肺獨去大腸小腸遠者，何也？然：經言心榮肺衛，通行陽氣，故居在上；大腸小腸，傳陰氣而下，故居在下，所以相去而遠也。

肝之府膽，脾之府胃，腎之府膀胱，其位皆相近。心之府小腸，肺之府大腸，何以皆相遠？蓋血爲營而心主血，故營屬心，氣爲衛而肺主氣，故衛屬肺。心榮肺衛，行陽氣而居上，大腸小腸，傳陰氣而居下，所司不同，其經雖相合，而位則相遠矣。

又諸府者，皆陽也，清淨之處。今大腸小腸，胃與膀胱，皆受不淨，其意何也？

又問陽宜清淨，而諸府皆陽也，則當爲清淨之處，然大腸小腸，胃與膀胱，反受穢濁，獨不及膽，何也？

蓋膽無所受故也。

然：諸府者，謂是非也。經言小腸者，受盛之府也；大腸者，傳寫行道之府也；膽者，清淨之府也；胃者，水穀之府也；膀胱者，津液之府也。一府猶有兩名，故知非也。小腸者，心之府；大腸者，肺之府；膽者，肝之府；胃者，脾之府；膀胱者，腎之府。

言諸府雖屬於陽，而非皆清淨之府也。《素問・靈蘭秘典論》曰：小腸者，受盛之官，化物出焉。盛音承，貯也。言受胃之物，化其渣滓，故云受盛之府也。又曰：大腸者，傳道之官，變化出焉。言小腸中物，至此精汁已盡，變化爲糟粕而出，故云行道之府也。又曰：膽者，中正之官，決斷出焉。膽無受而有瀉，故云清淨之府也。又曰：脾胃者，倉廩之官，五味出焉。言胃主納穀，脾主消穀，二者相合，統稱倉廩之官，故云水穀之府也。又曰：膀胱者，州都之官，津液藏焉，氣化則能出矣。言膀胱之水，能化而爲氣，由衝任直上，化津化液化汗，故云津液之府也。諸府各有名，如上文所云，皆實指受穢濁者也。蓋諸體爲陽，而用則爲陰，經所謂濁陰歸六府也。惟膽名清淨，故不受穢濁，若餘府亦名清淨，則有兩名矣。《靈樞・本輸篇》曰：肺合大腸，心合小腸，肝合膽，脾合胃，腎合膀胱，此其義也。

按　西醫言小腸緊接於胃之下口，由幽門起至闌門止，約長二丈，通體皆是脂膜相連，中有微絲管，其膽之苦汁，胰之甜汁，均由微絲管注入小腸，化食物，而所化之精汁，由衆液管從膜中吸至頸會管，過肺入心，化赤爲血而達各藏。經言：小腸者，受盛之官，化物出焉者，實指小腸之氣化也。其附小腸之脂膜，即三焦之物，而又屬之脾。小腸又係心之府，其相通之道，即由微絲管從三焦上膈，至包絡而達心，心遺熱於小腸，則化物不出，爲痢爲淋，脾陰不足，則中焦不能受盛、爲膈食便結，三焦相火不足，不能蒸化水穀，則爲溏瀉矣。大腸由闌門接小腸起，至肛門止，約長五尺餘，小腸中物，至此精汁已盡化，變爲糟粕而出。經言：大腸者，傳道之官，變化出焉者，指大腸能傳道糟粕也。然大腸所以能傳道者，以其爲肺之府，肺氣下達，故能傳道，是以大便秘結，有升舉肺氣之法也。膽附肝右葉之旁，中貯苦汁，其汁乃下部迴血入肝所化，人食後小腸飽滿，上逼膽囊，使其汁流入小腸之內，以榨化食物而利傳渣滓，此西醫之言也。不知膽汁色青而屬陽，木得肝陰所生之氣化，有是氣乃有是汁耳。若以汁論，膽汁多者，膽大而無畏懼；若以氣論，則膽火旺者，亦無畏懼。太過者，不得乎中，則失其正，故有敢爲橫暴之事；不及者，不得乎中，則失其正，故常存懼怯之心。經言：膽者，中正之官，決斷出焉。謂氣不剛不柔，得成中正，而臨事自有決斷也。以肝膽二者合論，肝之陽，藏於陰，故主謀；膽之陽，出於陰，故主斷。若夫瀉而不受，故名清淨之府也。胃居膈下，其形紆曲如袋，其紋密，故食物易入難出，上連食管，下接小腸，周圍多細穴，以生津汁，食物經胃津融和，略似濃粥，即出胃之下口幽門，而至小腸頭，與膽之苦青汁、胰之甜白汁會合，榨出精液，經衆液管吸至頸，即過肺入心，化赤爲血。胰者，附脾之物，脾統血，胰中之甜白汁，乃脾血得脾陽之氣化而成。經言：脾胃者，倉廩之官，五味出焉。蓋胃納穀，脾消穀，二者相合，而後成功，故可統稱倉廩也。然膽汁化食，戴元禮入肝之説，有由來矣。膀胱居兩跨骨內正中，即陰交骨裏，體圓如盤，舒縮自如，下口與前陰相連，上口有小孔甚細，爲下焦之脂膜遮閉，飲入之水，由胃下幽門之上小竅，散布下焦網膜，滲入爲溺，無溺則縮，溺至則舒，溺多則漲。西醫但知膀胱藏溺，而不知水入膀胱，化氣上行，則爲津液，所剩餘質，乃下出而爲溺。經言：膀胱者，州都之官，津液藏焉，氣化則能出矣。其言氣化則能出者，謂出津液，非出溺也。氣化二字，前於八難腎間動氣論中，已約略言之，今再詳陳其義。夫氣者，乃火交於水所化，觀十二辟卦，乾陽入坤陰而化爲氣，氣升爲云爲雨，人與天地參，其陰陽之理一也。蓋人心主火，人鼻吸入之氣，乃天陽也，亦屬火。從鼻入肺，歷心繫，引心火，循脊背之膂筋，下入腎繫。又從腎繫以達下焦氣海。氣海者何？即三焦之根，位居臍下，經謂胞室，王清任謂之氣府者是也。凡人吸入之天陽，合心火下至胞室，則蒸動膀胱之水，化氣上騰，其氣透出膀胱，入於胞室，上循臍旁，由衝任上膈入肺，而還出於口，隨呼而出。上出之氣，著漆石則爲露珠；在口舌藏府之中，則爲津液。又外出於皮毛，以薰膚潤肌而爲汗，所謂氣化則津液能出者，此也。老人溺多，化氣少而水質多；壯者溺少，化氣多而水質少也。吸入從脊，督脈主之；呼出從膈，任脈主之。吸入陽也，火交於水也；呼出陰也，氣即是水也。火不足以蒸水，則津液不升，氣不得化；水不足以濟火，則津液干枯，小水不下。故曰膀胱者，津液之府也。

小腸謂赤腸，大腸謂白腸，膽者謂青腸，胃者謂黄腸，膀胱者謂黑腸，下焦之所治也。

此以五行五藏之色，以分別五府，皆名爲腸，則俱受穢濁，所以明不淨之故也。下焦之所治者，《靈樞·榮衛生會篇》曰：水穀者，常並居於胃中，成糟粕而俱下於大腸，而成下焦，滲而俱下，濟泌別汁，循下焦而滲入膀胱焉。故五府皆下焦之氣所治也。

三十六難曰：藏各有一耳，腎獨有兩者，何也？然：腎兩者，非皆腎也。其左者爲腎，右者爲命門。命門者，謂精神之所舍，原氣之所繫也，男子以藏精，女子以繫胞。故知腎有二也。

腎有兩枚，左右各一，一主水，一主火，應乎升降之機也。命門者，以其爲三焦之根，十二經元氣之海，藏精施化之具，繫胞受孕之處，爲人生命之原，故曰命門也。《靈樞·根結篇》《素問·陰陽離合論》所謂太陽根起於至陰，結於命門。命門者，目也。此指太陽經穴終於睛明，睛明所夾之處爲腦心，乃至命之穴，故曰命門，與此義不同。然實指右腎爲命門，恐未盡是，以氣脈論之，水升於左，火降於右，左右者，陰陽之道路，升降之樞機，越人診脈獨取寸口，以左尺候水，右尺候火，故左名腎，右名命門，其義或取乎此。

按　西醫言腎形如豆，色紫質堅，頗類豬羊之腎，左右兩枚，長約三寸，闊約寸半，厚約七八分，其重約三兩至四兩。人高腎大，人矮腎小，位在脊骨十二節間，周圍三焦脂膜包裹，腎中有油膜一條，貫於脊骨，名爲腎繫，下通網膜，又有氣管由肺而下，附脊循行，下入腎繫，而透入網膜，達於丹田下焦之原。夫兩腎屬水，中間腎繫屬火，即命門也。《素問·刺禁論》云：七節之旁，中有小心者，即指命門言也。人與天地參，命門與太極相似，太極生兩儀，兩儀生四象，四象生八卦，八卦生六十四卦。自命門生兩腎，兩腎生六藏六府，六藏六府生四肢百骸之類。故人之交媾，未有精聚，先有火會，是火爲先天之本始，水爲天一之真元。腎中之火，名曰相火，即坎中龍雷之火也。是一陽陷於二陰之中，乃成乎離，而位乎坎，即兩腎有命門之義也。命門乃三焦之根，爲相火之宅，相火布於三焦，即由命門始也。陳無擇謂有脂狀如手大，正與膀胱相對，有白脈自中出，夾脊而上貫於腦者，亦指三焦腎繫而言也。越人獨取寸口診候，此相火生脾土，命脈寄夫右尺，故作左爲腎，右爲命門以解之，亦水升於左，火降於右之義也。

三十七難曰：五藏之氣，於何發起，通於何許，可曉以不？然：五藏者，當上關於九竅也。故肺氣通於鼻，鼻和則知香臭矣；肝氣通於目，目和則知黑白矣；脾氣通於口，口和則知穀味矣；心氣通於舌，舌和則知五味矣；腎氣通於耳，耳和則知五音矣。

此節乃《靈樞·脈度篇》文，稍有增易，大意謂五藏和則七竅通，不和則七竅不通。經言上開七竅，此言九竅，當是簡誤。若潔古認真九竅，添『三焦之氣通於喉，喉和則聲鳴矣』二句，未免蛇足。謝氏曰：本篇問五藏之氣，於何發起，通於何許，答文止言五藏通九竅之義，而不及五藏之起發，恐有缺文。

五藏不和，則九竅不通；六府不和，則留結爲癰。

五藏神氣之所舍，不和則氣不得上達，故七竅不通。若六府不和，則血氣留滯於皮腠，有形之物，積聚而爲癰矣。此結上起下之辭也。

邪在六府，則陽脈不和；陽脈不和，則氣留之；氣留之，則陽盛矣。邪在五藏，則陰脈不和；陰脈不和，則血留之；血留之，則陰脈盛矣。陰氣太盛，則陽氣不得相榮也，故曰格。陽氣太盛，則陰氣不得相榮也，故曰關。陰陽相盛，不得相榮也，故曰關格。關格者，不得盡其命而死矣。

陽邪中於六府，則陽脈不和；陽脈不和，則氣壅而邪實，邪實則不和之脈轉而盛矣。陰邪中於五藏，則陰脈不和；陰脈不和，則血滯而邪實，邪實則不和之脈轉而盛矣。陰陽之脈俱盛，則成關格之證死矣。此亦《靈樞·脈度篇》文，惟『關格』二字，與經文相反，當是錯簡。若夫覆溢關格之脈證，可與三難參觀。

按《靈樞·脈度篇》曰：陰氣太盛，陽氣不能榮，故曰關。陽氣太盛，陰氣不能榮，故曰格。《終始篇》曰：人迎四盛，且大且數，名曰溢陽，溢陽爲外格。脈口四盛，且大且數，名曰溢陰，溢陰爲內關。《素問·六節藏象論》曰：人迎四盛以上爲格陽，寸口四盛以上爲關陰。仲景《傷寒論》云：寸口脈浮而大，浮爲虛，大爲實，在尺爲關，在寸爲格。斯皆以陰氣盛爲關，陽氣盛爲格，故知此節『關格』二字倒置，爲錯簡也。

經言氣獨行於五藏，不榮於六府者，何也？然：夫氣之所行也，如水之流，不得息也。故陰脈榮於五藏，陽脈榮於六府，如環之無端，莫知其紀，終而復始，其不覆溢，人氣內溫於藏府，外濡於腠理。

滑氏曰：此因上章『營』字之意，而推及之也。亦《靈樞》十七篇文，大同小異。所謂氣行於五藏，不營於六府者，非不營於六府。謂在陰經，則營於五藏；在陽經，則營於六府。脈氣周流，如環無端，則無關格覆溢之患，而人氣內得以溫於藏府，外得以濡於腠理矣。

三十八難曰：藏惟有五，府獨有六者，何也？然：所謂府有六者，謂三焦也。有原氣之别焉，主持諸氣，有名而無形，其經屬手少陽，此外府也，故言府有六焉。

三焦有形，於二十五難注中已詳細言之。此論三焦爲原氣别使，根於命門，導引諸氣，潛行默運於一身之中，無或間斷也。外府，謂在諸藏府之外也。三焦之形質可考，三焦之氣化難見，故曰有名而無形也。

三十九難曰：經言府有五，藏有六者，何也？然：六府者，止有五府也。然五藏亦有六藏者，謂腎有兩藏也。其左爲腎，右爲命門。命門者，謂精神之所舍也，男子以藏精，女子以繫胞，其氣與腎通，故言藏有六也。府有五者，何也？然：五藏各一府，三焦亦是一府，然不屬於五藏，故言府有五焉。

經言府五藏有六，無考，不知所出。又以三焦不附於藏，故不名爲府，雖有六府，衹五府也。藏亦有六者，以右腎命門，指爲一藏也，然腎雖有兩，而左右之氣相通，實皆腎而已，恐不得分爲兩藏。命門辨説，已詳言三十六難注中，可參合而觀之。

按　五藏五府，以合五行，肺合大腸，金也；肝合膽，木也；腎合膀胱，水也；心合小腸，火也；脾合胃，土也。手厥陰，包絡，即心外之衣，爲心主之宫城，手少陽三焦，乃腔内脂膜，爲藏府之郛郭，同司相火而相合，是六藏六府，以應夫十二經脈也。若以腎分爲兩藏，則爲七藏矣。《靈樞·本輸篇》腎合膀胱，膀胱者，津液之府也。少陽屬腎，腎上連肺，故將兩藏。三焦者，中瀆之府也，水道出焉，屬膀胱，是孤之府也。經言腎將兩藏者，以腎兼主水火二氣也。少陽三焦之脈，散於胸中，而腎脈亦上連於肺，肺爲天而主氣，三焦之下俞，屬於膀胱，而膀胱爲津液之府，乃腎之合。三焦主相火，生於腎而遊行於上下；膀胱主水，亦生於腎，蓋以水藏而領水府也。然膀胱之氣，化津化液化汗，皆三焦相火蒸騰所致。夫天一之水，地二之火，皆腎所生，合而論之是太極，分而論之猶兩儀。故本藏篇曰：腎合三焦膀胱。三焦膀胱者，腠理毫毛其應，即此義也。且腎雖兼將兩藏，實陰陽相貫，水火互交，並主藏精，而爲生氣之原，不得謂三焦無形，分腎爲兩藏明矣。

四十難曰：經言肝主色，心主臭，脾主味，肺主聲，腎主液。鼻者肺之候，而反知香臭；耳者腎之候，而反聞聲。其意何也？然：肺者，西方金也，金生於巳；巳者，南方火也，火者心，心主臭，故令鼻知香臭。腎者，北方水也，水生於申；申者，西方金，金者肺，肺主聲，故令耳聞聲。

此五主，《素》《靈》無考，是摭古醫經者。陳氏曰：臭者心所主，鼻者肺之竅，心之脈上肺，故令鼻能知香臭也。耳者腎之竅，聲者肺所主，腎之脈上肺，故令耳能聞聲也。或謂此以五行長生之法推之，木長生於亥，火長生於寅，金長生於巳，水長生於申。心主臭，火也，肺金開竅於鼻而有巳火，故能知臭。肺主聲，金也，腎水開竅於耳，而內有申金，故能聞聲。

四十一難曰：肝獨有兩葉，以何應也？然：肝者，東方木也。木者，春也。萬物之始生，其尚幼小，意無所親，去太陰尚近，離太陽不遠，猶有兩心，故有兩葉，亦應木葉也。

肝有兩葉，應東方之木。木者，春也，萬物始生之初，草木甲坼，皆兩葉，乃木之本體，故肝與之相應也。《素問·六節藏象論》言心爲陽中之太陽，腎爲陰中之太陰，腎水爲肝之母，心火爲肝之子，肝爲陰中之陽，居腎之上，心之下，故云尚近不遠也。無親，謂不專屬。猶有兩心，謂或從乎陽，或從乎陰也。

四十二難曰：人腸胃長短，受水穀多少，各幾何？然：胃大一尺五寸，徑五寸，長二尺六寸，横屈受水穀三斗五升，其中常留穀二斗，水一斗五升。小腸大二寸半，徑八分，分之少半，長三丈二尺，受穀二斗四升，水六升三合，合之大半。迴腸大四寸，徑一寸半，長二丈一尺，受穀一斗，水七升半。廣腸大八寸，徑二寸半，長二尺八寸，受穀九升三合，八分合之一。故腸胃凡長五丈八尺四寸，合受水穀八斗七升六合，八分合之一。此腸胃長短，受水穀之數也。

此論腸胃長短容受之數，以圍三徑一之法約之，多有不合，或者簡誤。然長短容受之數，亦祇言略例耳，未可深泥。

按　西醫言胃形紆曲如袋，容水三升許，横居膈下，上連食管，下屬小腸，其體三層。外層上下有血管四支分布，小支密纏於內，因胃接血比他藏尤多；中層之肉，經緯兩紋斜交，故能舒縮擁動，以勻轉食物；內層周圍有小穴，以生津液，胃體內外有腦氣筋及白節筋散布，故與百體相關應。胃之左爲脾，右爲肝，胰附於胃後。胃之本熱，與他藏同，但消化食物時其熱較盛。胃津味酸，色如口沫，蓋主消化食物者也。小腸長約二丈，上口通胃，下口接大腸，外皮光滑，內皮折疊，其紋甚密，上有尖粒，即吸液管之口。液管者，乃吸噏食物之精液管也。

食物由胃至小腸頭，即與膽汁胰汁會合，漸落漸榨，榨出精液。其吸液管百派千支，散布腸後夾膜之間，衆吸液管聚於附近脊骨處，合而爲一，名曰精液總管，從腰骨間附脊骨而上至頸，即屈轉而下達心以化血。大腸約長五尺，分上中下三迴，迴長尺餘。上迴與小腸相接處，名曰闌門。中迴在肝下，横過胃底。下迴自脾下，從左軟脇間斜落至肛門，乃直腸也。食入至上中兩迴，猶有吸液管吸其餘液，至下迴則精液已竭，惟存渣滓矣。

肝重四斤四兩，左三葉，右四葉，凡七葉，主藏魂。

西醫言肝居右脇下，五葉，色紫赤，重約三四十兩左右，兩葉中界長峽，右大於左，右下有小方葉，膽囊附焉。右葉後之下，亦有一葉，不甚大，名後葉，尾葉尤小。由後葉底起，至右葉止，上覆下盂，左枕胃，下與賁門爲界，上爲三焦膜包裹。左右葉各出膽管一支，相合一寸許，復分爲二，一透小腸頭，一透膽囊，是通膽汁至小腸，以融化食物者。肝內又有迴血等管，以養肝而接膽汁。肝不偏居於左，而肝爲風木，應乎巽，舊說居左者，應風木之氣左升，非以部位言也。肝爲熱壅，則脹大數倍，若各管凝滯不通，血水溢滲夾膜之裏，漸積漸深，而腹即漸大，故蠱脹一證，多屬之肝云。

心重十二兩，中有七孔三毛，盛精汁三合，主藏神。

西醫言心色赤而鮮，重約十兩，上闊下尖，周圍夾膜包裹，即心包絡也。上有肺罩之，空懸胸中，下有膈膜遮蔽。心之外體圓滑，內空如囊，剖視四壁嶙峋，或凹或凸，中有直肉隔之，故有左房右房之稱。左右半截間，又有橫肉間之，故有上房下房之號。四房大小相若，中有門戶，筋絲數條牽連，自能開闔。右上房有迴血管二支，一向上，一向下。右下房有大血管一支，長約寸許，即分爲左右而入肺。左上房有迴血管，亦與肺通。左下房有血脈總管一支，爲運赤血，循督脈，下血海，以散行經脈。另有腦氣筋白節筋，密纏於內，以行其用。是心乃運血之藏，而主百脈，故爲君主之官也。

脾重二斤三兩，扁廣三寸，長五寸，有散膏半斤，主裹血，溫五藏，主藏意。

西醫言脾居胃旁，形長方而扁軟，重約六七兩，血盛則深紫。其大小變態不一，食過飽則脹大，飢時則小，若患瘧或熱病，有脹大十餘倍者。位在右脇下，與胃脂膜相連，內有迴血管，由胃後入肝，人病則血脈不行於外，即畜聚於脾，所以脾即脹大耳。脾內迴血管壅滯，即有血水滲泄於下，故腫脹之病，亦多發於脾也。胰，附脾之物，形長方，重約三四兩，橫貼胃後，頭大向右，尾尖在左。右之大頭，與小腸頭爲界；左之小尾，與脾相接；中有液管一條，由左橫右，穿過胰之體，斜入小腸上口之旁，與膽汁入小腸同路，所生之汁，能消化食物，其質味甜，或名之甜肉云。

肺重三斤三兩，六葉兩耳，凡八葉，主藏魄。

西醫言肺居膈上，狀若懸磬，繫以氣喉，色白如縞映紅，頂尖而圓，左兩葉，右三葉，披離下垂，右大於左，因心尖向左，微占其位，左長於右，緣肝經處右，稍高於脾也。後附脊骨，前連胸膛，肺中有管竅，上通咽喉，以呼出悍氣，吸入生氣，而換紫血，入心化赤，下引心氣，而達胞室。肺質輕鬆，外有膜沫濡潤，以助呼吸者也。

腎有兩枚，重一斤一兩，主藏志。

西醫言腎居十二脊骨間，形如豬腰子，重約三四兩，周圍有三焦脂膜包裹，左右相對，左上有脾胃及大腸下迴蓋之，右上有肝及大腸上迴蓋之。腎中有油膜一條，貫於脊骨，是爲腎繫，下連三焦之根。又有氣管，由腎繫附脊骨而上通心肺。兩腎屬水，中間腎繫屬火，即命門也。命門者，乃三焦發源之所，故三焦主相火，與心包絡表裏。三焦之氣，遊行於上中下，即相火之遊行也。

膽在肝之短葉間，重三兩三銖，盛精汁三合。

西醫言膽囊式如梨，附於肝右之小方葉中，貯青汁，乃迴血入肝，感肝木之氣化而成。人食後小腸飽滿，腸頭上逼膽囊，使其汁流入小腸之内，以融化食物，而利傳渣滓。若膽汁不足，則精粗不分，糞色白結而不黃；膽汁過多，上嘔苦涎，或下泄青瀉，膽管閉塞，其汁入血，即病癉黃矣。

胃重二斤二兩，紆曲屈伸，長二尺六寸，大一尺五寸，徑五寸，盛穀二㪷，水一㪷五升。小腸重二斤十四兩，長三丈二尺，廣二寸半，徑八分，分之少半，左迴疊積十六曲，盛穀二㪷四升，水六升三合，合之大半。大腸重二斤十二兩，長二丈一尺，廣四寸，徑一寸。當齊右迴疊積十六曲，盛穀一㪷，水七升半。膀胱重九兩二銖，從廣九寸，盛溺九升九合。口廣二寸半，脣至齒長九分，齒以後至會厭，深三寸半，大容五合。舌重十兩，長七寸，廣二寸半。咽門重十兩，廣二寸半，至胃長一尺六寸。喉嚨重十二兩，廣二寸，長一尺二寸，九節。肛門重十二兩，大八寸，徑二寸大半，長二尺八寸，受穀九升三合、八分合之一。

此即《靈樞・腸胃篇》及『平人絶穀篇』之義。而增入五藏輕重，所盛所藏，雖覺前後重復，不害其爲叮嚀也。藏府之學，西士言之較詳，故注中多採其説。然人有長短嬰壯不同，況古今之權量各異，其丈尺容受，不可拘泥，識其略例可也。

四十三難曰：人不食飲，七日而死者，何也？然：人胃中常存留穀二㪷，水一㪷五升。故平人日再至圊，一行二升半，日中五升，七日五七三㪷五升，而水穀盡矣。故平人不食飲，七日而死者，水穀津液俱盡，即死矣。

此《靈樞・平人絶穀篇》文，言人之藏府形骸，精神氣血，皆借水穀以資養生，水穀絶則形與氣俱絶矣。平常無病之人，胃滿則腸虛，腸滿則胃虛，日夜消化，止留三㪷五升。人一日食五升，考《後漢書・南蠻傳》曰：人稟五升。注：古升小，故曰五升也。若七日不飲食，其所留之水穀盡，則精氣津液皆盡，故死。然病人不飲食，七日不死者，以水穀留積故也，蓋留積則爲病矣。

四十四難曰：七衝門何在？然：脣爲飛門，齒爲戶門，會厭爲吸門，胃爲賁門，太倉下口爲幽門，大腸小腸會爲闌門，下極爲魄門，故曰七衝門也。

衝者，通要之地。門者，戶也。此承上文食飲之入，稽其通行之門徑也。脣爲飛門者，飛，古與扉通，扉，戶扇也。蓋齒爲戶門，脣爲之扇，故曰扉門。《靈樞·憂患無言篇》曰：脣者，音聲之扇也，此即其義。會厭爲吸門者，會厭爲物之所會聚，又能掩閉，勿使誤入也。吸者，吸納處也，言爲五藏聲音之出入，呼吸之門戶也。胃爲賁門者，胃能聚物如倉廩，故曰太倉。賁，猶奔也，賁門在胃上口，言物入於胃，疾奔而下太倉也。胃之下口接小腸處曰幽門，言深隱之地，與上下出入處至遠也。大腸小腸會爲闌門者，會，合也。小腸之下，大腸之上，相接處分闌精血糟粕，各有所歸也。下極爲魄門者，魄門即肛門也。魄，古與粕通。《莊子·天道篇》曰：古人之糟魄已夫？言食飲至此，精華已去，止存形質之糟粕，故曰魄門也。此七者，皆食飲出入，衝要之道路也。

四十五難曰：經言八會者，何也？然：府會太倉，藏會季脇，筋會陽陵泉，髓會絶骨，血會膈俞，骨會大杼，脈會太淵，氣會三焦外一筋直兩乳內也。熱病在內者，取其會之氣穴也。

人身藏府筋骨髓血脈氣，此八者，皆有會合之穴，若熱病在於內，則於外取其所會之穴，以去疾也。太倉屬任脈，即中脘穴也，在臍上同身寸之四寸，六府取稟於胃，故爲府會。季脇屬足厥陰，即章門穴也，在大横外直臍季脇端，爲脾之募，五藏取稟於脾，故爲藏會。陽陵泉屬足少陽，足少陽之筋，結於膝外廉，即此穴也，在膝下同身寸之一寸外廉陷中。又膽與肝表裏，肝者筋之合，故爲筋會。絶骨即枕骨，名玉枕穴，在絡卻後同身寸之一寸五分，挾腦戶旁一寸三分，屬足太陽膀胱，與腎合，腎主骨，腦爲髓海，乃腎精所生，故爲髓會，絶字疑是簡誤。或云：絶骨屬足少陽，一名陽輔，在外踝上同身寸之四寸，輔骨前，絶骨端如前三分，諸髓皆屬於骨，少陽主骨，凡物極則反，骨絶於此，而少陽生之，故髓會於絶骨也，於義亦通。膈俞屬足太陽，在項後第七椎去脊兩旁各同身寸之一寸五分，在中焦之分，心俞下，肝俞上。心統血，肝藏血，能化精微而爲血之地，故爲血會。大杼屬足太陽，在項後第一椎下，去脊兩旁各同身寸之一寸五分，爲衝脈之俞。《靈樞·動輸篇》曰：衝脈與腎之大絡，起於腎下，蓋腎主骨，膀胱與腎合，故爲骨會。太淵屬手太陰，在掌後陷中，即寸口也。肺朝百脈，故爲脈會。三焦外，謂在焦膜之外；兩乳內，謂兩乳之中，任脈之所過，即膻中穴也，在玉堂下同身寸之一寸六分。《靈樞·海論篇》曰：膻中爲氣之海，故爲氣會。此八會，《內經》無考，然其義甚精，必古醫經之語也。

四十六難曰：老人臥而不寐，少壯寐而不寤者，何也？然：經言少壯者，血氣盛，肌肉滑，氣道通，榮衛之行，不失於常，故晝日精，夜不寤。老人血氣衰、肌肉不滑，榮衛之道濇，故晝日不能精，夜不寐也。故知老人不得寐也。

衛外之血氣，日行於陽絡二十五度，夜行於陰絡二十五度，分爲晝夜。故氣至陽則臥起而目張，氣至陰則休止而目瞑。夫血氣者，充膚熱肉，澹滲皮毛之血氣。肌肉者，在外皮膚之肌肉，在內募原之肌肉。氣道者，肌肉之紋理，三焦通會元真之處，血氣之所遊行出入者也。老人血氣衰，肌肉干枯，血氣之道濇滯，故晝不精明，夜多不寐也。少壯者，血氣盛，肌肉滑利，血氣之道流通，而不失其出入之常度，故晝精明，夜多寐也。是老人之寤而不寐，少壯之寐而不寤，繫乎營衛血氣之有餘不足也。

四十七難曰：人面獨能耐寒者，何也？然：人頭者，諸陽之會也。諸陰脈皆至頸胸中而還，獨諸陽脈皆上至頭耳，故令面耐寒也。

人面獨能耐寒者，以六陽經之脈，皆上至頭，六陰經之脈，皆不上頭，故也。《靈樞·邪氣藏府病形篇》曰：首面與身形也，屬骨連筋，同血合於氣耳。天寒則裂地凌冰，其卒寒或手足懈惰，而其面不衣，何也？岐伯曰：十二經脈，三百六十五絡，其血氣皆上於面而走空竅，其精陽氣上走於目而爲睛，其別氣走於耳而爲聽，其宗氣上出於鼻而爲臭，其濁氣出於胃，走脣舌而爲味，其氣之津液，皆上熏於面，其皮厚，其肉堅，故天熱甚寒，不能勝之也，此即其義。而又引逆順肥瘦篇，手三陰從藏走手，手三陽從手走頭，足三陽從頭走足，足三陰從足走手之義以證之。言頭面爲諸陽之會，是以三陽之脈，上循於頭。然厥陰之脈，上額會巔，下循頰裏，而經不云者，乃略言之耳。蓋陰陽寒熱之氣，皆從下而上升，故岐伯謂十二經脈，三百六十五絡，其血氣皆上於面，而走空竅也。

上第三卷，三十難至四十七難，論藏府。

四十八難曰：人有三虛三實，何謂也？然：有脈之虛實，有病之虛實，有診之虛實也。脈之虛實者，濡者爲虛，緊牢者爲實。病之虛實者，出者爲虛，入者爲實；言者爲虛，不言者爲實；緩者爲虛，急者爲實。診之虛實者，濡者爲虛，牢者爲實；癢者爲虛，痛者爲實。外痛內快，爲外實內虛；內痛外快，爲內實外虛。故曰虛實也。

虛者，空虛，正氣不足也。實者，強實，邪氣有餘也。以脈言之，濡者軟細，故爲虛也。緊牢者，緊弦勁，牢沉勁，故爲實也。然脈之虛實，不僅乎此，舉此可類推也。以病言之，出者爲虛，是五藏自病，由內而之外，所謂內傷是也。入者爲實，是五邪所中，由外而之內，所謂外感是也。

然出者間亦有實，入者間亦有虛，此言其大概耳。言者爲虛，以病氣內乏，神氣自清，故惺惺而不妨於言也。不言者爲實，以邪氣外攻，入鬱於內，故神志昏亂而不言也。緩者爲虛，以緩病來遲，正氣奪而邪氣微，則病漸深也。急者爲實，以急病來驟，正氣漓而邪氣盛，則病疾速也。

診者，按也，候也。按其外而知之，非診脈之診也。以診候言之，癢者爲虛，血氣少而肌肉不充則癢。痛者爲實，邪氣聚而營衛不和則痛。又凡虛者喜按，實者拒按，故按之而痛者爲實，按之而快者爲虛也。濡者爲虛，牢者爲實，《脈經》引用此條，無此二句，或因上文而重出也。楊氏謂按之皮肉柔濡者爲虛，牢強者爲實，似亦可解，姑存備參。

四十九難曰：有正經自病，有五邪所傷，何以別之？然：憂愁思慮則傷心；形寒飲冷則傷肺；恚怒氣逆，上而不下則傷肝；飲食勞倦則傷脾，久坐濕地，強力入水，則傷腎。是正經之自病也。

正經，本經也。五邪，五藏之邪也。心主思慮，若憂勞過用，則傷其心。肺主皮毛，形寒者，皮毛外受風寒也；飲冷者，內飲冷水也，其藏本寒，過則傷肺也。肝主怒恚，怒則木氣鬱而傷肝也。脾主四肢，勞倦太過則傷脾，脾運五穀，飲食不潔，則亦傷也。腎主骨，用力作強，坐濕入水則傷腎，蓋腎屬水，同氣相感也。然憂思恚怒，飲食動作，人之不能無者，惟不可太過，過則傷人必矣。

何謂五邪？然：有中風，有傷暑，有飲食勞倦，有傷寒，有中濕。此之謂五邪。

肝爲風木，故風先入肝。心爲君火，暑火之邪，故心受之。飲食勞倦，一味太過，則脾傷致病矣。寒侵皮毛則傷肺。雨霧蒸濕之氣則傷腎。此五者邪由外至，所謂外傷者也。

按《素問·本病論》《靈樞·邪氣藏府病形篇》與此大同小異。若《素問·陰陽應象大論》曰：怒傷肝，喜傷心，思傷脾，憂傷肺，恐傷腎。乃內傷七情，本藏自病之證也。『宣明五氣論』曰：肝惡風，心惡熱，肺惡寒，腎惡燥，脾惡濕。此六淫之邪，外感之證也。皆似同而異。或謂越人既言本經自病，是從內而生，如形寒飲冷則傷肺，形寒是寒感於皮毛，此從外來也；飲冷，是冷入胸腹，亦從外來也。飲食等亦然。況五邪亦有飲食勞倦，豈非自相矛盾乎？然其意謂正經虛，則不任寒冷之侵伐，侵伐則每易致病。正經虛，又傷於飲食者，爲内傷，若傷飲食而致病者，則外感也。

《素問》言腎惡燥者，言其水藏而惡燥氣之耗竭也。此云水濕傷腎者，濕傷於下，故濕先歸腎，腎屬水藏，同氣相求也。是古聖先賢之義，雖有異同，而辨内傷外感之理則一。讀書貴乎融貫，不可執泥，先儒所謂以意逆志，是謂得之，信夫。

假令心病，何以知中風得之？然：其色當赤。何以言之？肝主色，自入爲青，入心爲赤，入脾爲黄，入肺爲白，入腎爲黑。肝爲心邪，故知當赤色也。其病身熱，脇下滿痛，其脈浮大而弦。

假令心病者，舉心藏爲例也。此言心病，肝邪入而得中風之病，蓋風氣通於肝也。肝開竅於目，故主色，風邪自入肝經，則色青，肝在色爲蒼也。入心則色赤，心在色爲赤也。入脾則色黄，脾在色爲黄也。入肺則色白，肺在色爲白也。入腎則色黑，腎在色爲黑也。故肝之風邪入心，其色當赤也。其病身熱者，外感之邪，先傷營衛，故身熱，而又心屬火，熱爲火邪之象也。

脇下滿痛者，脇下，肝之位也。其脈浮大而弦者，浮大心脈本象，肝邪犯之，故現弦脈也。

何以知傷暑得之？然：當惡臭。何以言之？心主臭，自入爲焦臭，入脾爲香臭，入肝爲臊臭，入腎爲腐臭，入肺爲腥臭。故知心病傷暑得之。當惡臭，其病身熱而煩，心痛，其脈浮大而散。

假令心病而傷暑，暑之傷人，心先得之，蓋心主暑也。此正經自病，不涉他經，然心屬火，暑熱之邪傷之，火邪化物，五臭出焉。暑邪自入本經，其焦臭，火之氣也。入脾其臭香，土之氣也。入肝其臭臊，木之氣也。入腎其臭腐，水之氣也。入肺其臭腥，金之氣也。故心受暑邪，發惡臭也。其病身熱而煩者，火鬱則瞀亂也。心痛者，邪在心則痛也。其脈浮大而散者，浮大心之本脈，散則浮大而空虛無神，心之病脈也。本藏自病，心主臭，故專以臭推也。

何以知飲食勞倦得之？然：當喜苦味也。虛爲不欲食，實爲欲食。何以言之？脾主味，入肝爲酸，入心爲苦，入肺爲辛，入腎爲鹹，自入爲甘。故知脾邪入心，爲喜苦味也。其病身熱而體重嗜臥，四肢不收，其脈浮大而緩。

假令心病而傷飲食勞倦者，心主熱，脾主勞倦，今心病以飲食勞倦得之，故知脾邪入心也。喜苦味者，脾主味，心屬火，火味苦，從其性也。虛則脾氣不能化穀，實則能化穀，故有能食不能之分也。若肝受飲食勞倦之病，其味酸；心受病，其味苦；肺受病，其味辛；腎受病，其味鹹；脾自受病，其味甘。其病身熱者，心也。體重，脾也。其脈浮大者，心之本脈也；緩，脾之脈象也。此節飲食勞倦，獨有虛實之分者，蓋即明正經虛，又傷於飲食而爲病，較傷飲食而致病者有間也。

何以知傷寒得之？然：當譫言妄語。何以言之？肺主聲，入肝爲呼，入心爲言，入脾爲歌，入腎爲呻，自入爲哭。故知肺邪入心，爲譫言妄語也。其病身熱，灑灑惡寒，甚則喘欬，其脈浮大而濇。

假令心病而傷寒者，乃肺邪入心也。肺主聲，故譫言妄語也。若寒邪入肝則呼，肝在聲爲呼也。入心則多言，言爲心聲，又在聲爲笑也。入脾則歌，脾在聲爲歌也。入腎則呻，腎在聲爲呻也。自入肺之本藏則哭，肺在聲爲哭也。其病身熱惡寒者，心，火藏，故身熱；肺本寒藏，故惡寒也。甚則喘欬者，肺主欬，肺氣上逆，則喘欬也。其脈浮大，心脈也；濇，肺之脈象也。

何以知中濕得之？然：當喜汗出不可止。何以言之？腎主濕，入肝爲泣，入心爲汗，入脾爲涎，入肺爲涕，自入爲唾。故知腎邪入心，爲汗出不可止也。其病身熱而小腹痛，足脛寒而逆，其脈沉濡而大。此爲五邪之法也。

假令心病而中濕者，心主暑，腎主濕，今心病以傷濕得之，故知腎邪入心也。腎化五液，腎爲心邪，故汗出不可止也。濕邪入肝爲泣，肝主泣也。入心爲汗，心主汗也。入脾爲涎，脾主涎也。入肺爲涕，肺主涕也。自入腎之本藏，則爲唾，腎主唾也。其病身熱者，心也。小腹痛者，腎之位也。足脛寒而逆者，足脛腎經所過之病，故畏寒而逆冷，濕性亦近寒也。其脈沉濡而大者，沉，腎脈之象；濡，濕氣之候，大則心脈之象也。心脈浮大，獨不言浮者，沉則不能浮也。夫法者，舉一爲例之法也。五邪者，五藏得五行之邪也。欲知五邪之證，必審肝病見於色，心病見於臭，脾病見於味，肺病見於聲，腎病見於液。其脈以本藏之脈爲主，而兼受邪之脈也。此以心一經爲主病，而以各證驗其所從來，其義與十難診脈法同。明乎此，不特五藏互受五邪，鑿然可曉。即百病見證，莫不皆可類測，而爲診脈辨證之法程也。

五十難曰：病有虛邪，有實邪，有賊邪，有微邪，有正邪，何以別之？然：從後來者爲虛邪，從前來者爲實邪，從所不勝來者爲賊邪，從所勝來者爲微邪，自病者爲正邪。

此承上文五藏五邪之病，而辨其生剋之義也。病有虛者，如心藏屬火，其病邪從肝木傳來，木生火，則木位居火之後，是生我者，邪挾生氣而來，雖進而易退，故曰從後來者虛邪也。病有實邪者，如心屬火，其病邪從脾土傳來，火生土，則土位居火之前，是受我之氣者，其力方旺，還而相剋，其勢必盛，故從前來者實邪也。病有賊邪者，如心屬火，其病邪從腎水傳來，水剋火，心受剋而不能勝，藏氣本已相製，而邪氣挾其力而來，殘削必甚，故曰從所不勝來者，賊邪也。病有微邪者，如心屬火，其邪從肺金傳來，火剋金，金受剋而火能勝，藏氣既受製於我，則邪氣亦不能深入，故曰從所勝來者，微邪也。正邪者，如心藏止有自感之邪，而無他藏干剋之邪者是也。

何以言之？假令心病，中風得之爲虛邪，傷暑得之爲正邪，飲食勞倦得之爲實邪，傷寒得之爲微邪，中濕得之爲賊邪。

舉心爲例，以發明上文之義也。中風，肝木之邪也。得之，言因中風而心得病也。肝邪乘心，是從後來者，故曰虛邪。傷暑得之，爲心藏自病，故曰正邪。飲食勞倦得之，脾邪乘心，是前來者，故曰實邪。傷寒得之，肺乘心，從所勝來者，故曰微邪。中濕得之，腎邪乘心，從所不勝來者，故曰賊邪。餘藏可類推，此病傳五藏之生剋也。

五十一難曰：病有欲得溫者，有欲得寒者，有欲得見人者，有不欲得見人者，而各不同，病在何藏府也？然：

病欲得寒，而欲得見人者，病在府也；病欲得溫，而不欲見人者，病在藏也。何以言之？府者陽也，陽病欲得寒，又欲見人；藏者陰也，陰病欲得溫，又欲閉戶獨處，惡聞人聲。故以別知藏府之病也。

《素問・金匱真言論》曰：府者，陽也。藏者，陰也。府爲陽，陽病則熱勝，故飲食衣服居處，皆欲就寒而遠熱也。陽主動而散，以應乎外，故欲得見人也。藏爲陰，陰病則寒勝，故飲食衣服居處，皆欲就溫而遠寒也。陰主靜而藏，以應乎內，故閉戶獨處，惡聞人聲也。此統論藏府陰陽大義，故與陽明脈解論陽明病惡人與火，指一經熱甚而煩惋者，有間也。

五十二難曰：府藏發病，根本等不？然：不等也。其不等奈何？然：藏病者，止而不移，其病不離其處；府病者，仿佛賁響，上下行流，居處無常。故以此知藏府根本不同也。

藏爲陰，陰主靜，故止而不移也。府爲陽，陽主動，故上下流行也。仿佛，無形質也。賁響，動而有聲也。居無常處者，忽上忽下，即流行之謂也。藏病府病，其根本不同者如此。

五十三難曰：經言七傳者死，間藏者生，何謂也？然：七傳者，傳其所勝也。間藏者，傳其子也。何以言之？假令心病傳肺，肺傳肝，肝傳脾，脾傳腎，腎傳心，一藏不再傷，故言七傳者死也。

七傳者，依序傳其所勝所剋之藏也。如心病傳肺，是火剋金也。肺又傳肝，是金剋木也。肝又傳脾，是木剋土也。脾又傳腎，是土剋水也。腎復傳心，是水剋火也。心又欲傳肺，是七傳矣。一藏不能，再受邪傷，則死矣。呂廣以『七』當作『次』字之誤，與下間字方相合，其說亦通。蓋心病六傳，由腎至心，心藏不能復傳至肺也。其一藏不再傷者，是指心之不任再傷於第七傳而死也。此即《素問·標本病傳論》諸病以次相傳者，皆有死期，不可刺之義。

間藏者，傳其生也。假令心病傳脾，脾傳肺，肺傳腎，腎傳肝，肝傳心，是子母相傳，竟而復始，如環之無端，故曰生也。

間藏者，間一藏傳其所生也。如心欲傳肺，而脾者肺之母，心之子，中間間此一藏，不傳所剋也。假令心病傳脾，是間肺所勝之藏，爲火生土也。脾病傳肺，是間腎所勝之藏，爲土生金也。肺病傳腎，是間肝所勝之藏，爲金生水也。腎病傳肝，是間心所勝之藏，爲水生木也。肝病傳心，是間脾所勝之藏，爲木生火也。心病又復傳脾，則病自已，此子母相傳而生也。

五十四難曰：藏病難治，府病易治，何謂也？然：藏病所以難治者，傳其所勝也；府病易治者，傳其子也。與七傳間藏同法也。

藏病所以難治者，傳其所勝也，若傳其所生，亦易治也。府病所以易治者，傳其所生也，若傳其所勝，亦難治也。蓋其義以藏病深，府病淺，分其難易耳。然亦不可拘，故曰與七傳間藏同法也。

五十五難曰：病有積有聚，何以別之？然：積者，陰氣也；聚者，陽氣也。故陰沉而伏，陽浮而動。氣之所積名曰積，氣之所聚名曰聚。故積者五藏所生，聚者六府所成也。積者，陰氣也，其始發有常處，其痛不離其部，上下有所終始，左右有所窮處；聚者，陽氣也，其始發無根本，上下無所留止，其痛無常處，謂之聚。故以是別知積聚也。

積者，五藏所生，藏屬陰，陰邪漸積而成，故曰積。陰主靜，故沉伏不離其處，乃藏陰氣結爲病，而或兼乎血，故其部上下左右，其形大小長短，皆可循而按之也。聚者，六府所生，府屬陽，陽邪漸聚而成，故曰聚。陽主動，故浮，動而無定處，乃純乎氣凝滯而不散，故其部無定位，其體無定形。而上下左右，流行無常也，此陰陽積聚之所由分，與五十二難當是一章，或前後錯簡耳。

五十六難曰：五藏之積，各有名乎？以何月何日得之？然：肝之積，名曰肥氣，在左脇下如覆杯，有頭足。久不愈，令人發欬逆瘖瘧，連歲不已。以季夏戊己日得之。何以言之？肺病傳於肝，肝當傳脾，脾季夏適王，王者不受邪，肝復欲還肺，肺不肯受，故留結爲積。故知肥氣以季夏戊己日得之。

積，畜也，言血氣不行，積畜爲病，亦由五邪相傳而成也。肥氣者，言其氣之肥盛也。左脇爲肝木左升之部，如覆杯者，本大末小，肝木之象也。頭足者，一本二末，木形歧出之義，亦甚言其有形也。欬逆者，足厥陰之別脈，貫膈上注於肺，肝氣上衝於肺，反乘所勝也。瘖瘧即痎瘧，間二日發者是也。五藏皆有瘧，在肝則爲風瘧，又瘧多發於少陽，而厥陰於少陽爲表裏也。病邪入深，連年不已。然何以得之？乃肺病傳肝，傳其所勝也。肝當傳脾，脾土適旺於季夏，土旺力能拒而不受邪，當復反於肺，而肝木又不能勝肺金，故曰不肯受也。邪因無道可行，故留結於肝而成積矣。季夏戊己日得之者，季夏，未土月也。戊己，土日也，月日皆脾土極旺之時，肝木不能剋製，即於是月是日，而得是積也。可見虛則受邪，旺則邪不得入，今人徒事攻積，大失經旨，非其治矣。此章唯出五積之名狀，而不言諸聚者，蓋聚無常處，故無名狀可定也。

心之積，名曰伏梁，起臍上，大如臂，上至心下。久不愈，令人病煩心，以秋庚辛日得之。何以言之？腎病傳心，心當傳肺，肺以秋適王，王者不受邪，心復欲還腎，腎不肯受，故留結爲積。故知伏梁以秋庚辛日得之。

伏梁者，伏而不動，橫亘如梁木。然起臍上至心下者，臍上至心下，皆心之分部也。煩心者，火鬱則心煩也。然何以得之？乃腎病傳心，傳其所勝也。心當傳肺，肺金當秋適旺，金旺力能拒而不受邪，應復反於腎，而心火又不能勝腎水，故曰不肯受也。邪留結於心而成積，以秋庚辛日得之者，秋當申酉金月，而庚辛金日也。金旺之月日，心火不能剋製，即於是月是日而得是積也。

按《靈樞・藏府病形篇》曰：心脈微緩爲伏梁，在心下，上下行，時唾血。經筋篇曰：手少陰之筋，其病內急，心承伏梁，下爲肘網，其成伏梁吐血膿者，死不治。是《靈樞》兩章，皆心病有餘之積，雖未明言病狀，其義則同。若《素問·腹中論》曰：病有少腹上下左右皆有根，病名伏梁，裹大膿血，居腸胃之外，不可治，治之每切按之致死。此下則因陰，必下膿血，上則迫胃脘，生膈挾胃脘內癰，此久病也，難治。居臍上爲逆，居臍下爲從。此病陽邪聚於血分，致氣失輸轉之機，非藏陰氣結之積也。以其在少腹四旁太衝部分，陽毒之邪，聚而爲膿爲血，下行必薄陰中，便下膿血，上行迫胃脘膈膜間而生內癰，此論陽毒之伏梁也。又曰：人有身體髀股胻皆腫，環臍而痛，病名伏梁，此風根也，其氣溢於大腸，而着於肓。肓之原在臍下，故環臍而痛也，不可動，動之爲水溺濇之病。此病風邪根聚於中，故環臍而痛。臍爲人身之樞，樞病則不能干旋陰陽之氣，故周身皆腫。設妄攻風氣，鼓動其水，水溢於上，則小便爲之不利，此論風毒之伏梁也。是其名雖同，其證其治則異，若伏梁不辨乎風根，其不見誚於雞峰難矣。

脾之積，名曰痞氣，在胃脘，覆大如盤，久不愈，令人四肢不收，發黃癉，飲食不爲肌膚。以冬壬癸日得之。何以言之？肝病傳脾，脾當傳腎，腎以冬適王，王者不受邪，脾復欲還肝，肝不肯受，故留結爲積。故知痞氣以冬壬癸日得之。

痞者，否也，天地不交而爲否，言痞結而成積也。脾位中央，土之象也，故積在胃脘，覆大如盤。脾主四肢，邪氣壅聚，正氣不運，故四肢不收。脾有濕滯，則色徵於外，故皮膚爪目皆黃而成癉，但黃癉之因甚繁，然皆不離乎脾與濕也。脾主肌肉，今脾有積，不能布津液，則所入飲食，而不爲肌膚也。然何以得之？乃肝病傳脾，傳其所勝也。脾當傳腎，腎水當冬適旺，水旺力能拒不受邪，欲復反於肝，而脾土又不能勝肝木，故曰不肯受也。

邪留結於脾而成積。

以冬壬癸日得之者，冬當亥子水月，而壬癸水日也，水旺之月日，脾土不能剋製，即於是月是日而得是積也。

肺之積，名曰息賁，在右脇下，覆大如杯。久不已，令人灑淅寒熱，喘欬，發肺壅。以春甲乙日得之。

何以言之？心病傳肺，肺當傳肝，肝以春適王，王者不受邪，肺復欲還心，心不肯受，故留結爲積。故知息賁以春甲乙日得之。

賁，古通奔。息賁者，言氣息賁迫也。右脇下爲肺金右降之分部，灑淅寒熱者，肺主皮毛也。壅，癰，古通。肺病則喘欬，甚則發爲肺癰。《素問・大奇論》曰：肺之壅，喘而兩胠滿者是也。然何以得之？乃心病傳肺，傳其所勝也。肺當傳肝，肝木當春適旺，木旺力能拒而不受邪，復欲反於心，肺金又不能勝心火，故曰不肯受也。邪留結於肺而成積，以春甲乙日得之者，春當寅卯木月，而甲乙木日也，木旺之月日，肺金不能剋製，即於是月是日而得是積也。

按《靈樞・經筋篇》曰：手心主之筋，其病當所過者支轉筋，前及胸痛息賁。此言手心主之筋，循脇腹，散胸中，下結於胃脘之賁門間，其病當筋之所過接處爲轉筋，而前及胸痛，散於胸中，結於賁門，故曰息賁。又曰：太陰之筋，其病當所過者支轉筋，痛甚則成息賁，脇急吐血。此言手太陰之筋，散貫於賁門間，其病當筋之所過者爲支度轉筋，而痛甚則成息賁，脇急吐血。蓋十二經筋合陰陽六氣，氣逆則爲喘急息奔，血隨氣奔，則爲吐血也。《素問・陰陽別論》曰：二陽之病發心脾，有不得隱曲，女子不月，其傳爲風消，其傳爲息賁者，死不治。此二陽者，足陽明胃，手陽明大腸也。病發於心脾者，其始必有得於隱曲之事，於是思則氣結，鬱而爲火，致損心營，心營既損，脾少生扶，則健運失職，飲食漸減，胃陰益虧。夫人身之精血，全賴後天穀氣榮養，今穀津日竭，鬱火內焚，是以男子少精，女子不月，血液日見干枯，而大腸之傳道亦病，胃燥生火，火盛風生，則消爍肌肉，水精耗盡，金失其源，腎氣不納，逆傳於肺，致有喘息奔迫不治之證。此三者，似是而實非，不容不辨。奇病論帝曰：病脇滿氣逆，二三歲不已，是爲何病？岐伯曰：病名息積，此不妨於食，不可灸刺，積爲導引服藥，藥不能獨治也，此與本篇差同。藥難獨治，必兼導引之功，又不可不知也。

腎之積，名曰賁豚，發於少腹，上至心下，若豚狀，或上或下無時，久不已令人喘逆，骨痿少氣。以夏丙丁日得之。何以言之？脾病傳腎，腎當傳心，心以夏適旺，旺者不受邪，腎復欲還脾，脾不肯受，故留結爲積。故知賁豚以夏丙丁日得之。此是五積之要法也。

賁豚者，其狀如豚之奔突，以豚性躁動故也。發於少腹，上至心下者，少腹，腎之分部，由少腹上衝至心下而止，上下無定時也。喘逆者，足少陰之支脈，從肺出絡心，注胸中，腎氣上衝故也。腎主骨，故骨痿。腎不能納氣，故少氣也。然何以得之？乃脾病傳腎，傳其所勝也。

腎當傳心，心火當夏適旺，火旺力能拒而不受邪，當復反於脾，而腎水又不能勝脾土，故曰不肯受也。邪留結於腎而成積，以夏丙丁日得之者，夏當巳午火月。而丙丁火日也，火旺之月日，腎水不能剋製，即於是月是日而得是積也。

按《傷寒論·太陽篇》曰：發汗後，臍下悸者，欲作奔豚。此因發汗虚其心液，臍下悸者，欲動而上奔也，故用茯苓桂枝甘草大棗湯，以保心而製水也。又曰：發汗後，燒鍼令其汗，鍼處被寒，核起而赤者，必發奔豚，氣從少腹上至心。此言發汗既傷其血液，復用燒鍼令其汗，是又傷其血脈矣。血脈受傷，則心氣虚，加以寒凌心火，故核起而赤，心虚氣浮，則腎氣乘而上奔，故灸核上各一壯，以通泄其經氣，更與桂枝加桂湯，散寒邪以補心氣也。此兩節論外感誤治之證，與積久而成者有間。《金匱要略》師曰：病有奔豚，有吐膿，有驚怖，有火邪，此四部病，皆從驚發得之，此言肝膽因驚駭爲病，木者，水之子也，子病發驚，母亦隨而上奔也。餘三病亦因驚發而得，非奔豚，不爲詳解。又師曰：奔豚病從少腹上衝咽喉，發作欲死，復還止，皆從驚恐得之。此因驚則傷心，恐則傷腎，心腎水火之氣虚，而不能互相交感，則腎之虚邪，反乘心之虚而上奔矣。故總其治曰：奔豚氣上衝胸腹痛，往來寒熱，奔豚湯主之。觀《金匱》兩條，與本經之義相近，然同因驚得，而有肝膽心腎之異。況外感積聚之不同，是受病之因，傳變之理，不可不察，豈獨奔豚一證爲然？

五十七難曰：泄凡有幾，皆有名否？然：泄凡有五，其名不同。有胃泄，有脾泄，有大腸泄，有小腸泄。有大瘕泄，名曰後重。

泄，利也。其證有五，故有五泄之名。後重者，專指大瘕泄而言。蓋腎邪下結，氣墜不升故也。此五泄之目，下文詳之。

胃泄者，飲食不化，色黃。

胃泄者，甲木之剋戊土也。胃主納穀，風木之邪乘之，胃府鬱迫，水穀不化，必脈弦腸鳴。黃者，胃土之色。經曰：春傷於風，夏生飧泄者是也。

脾泄者，腹脹滿泄注，食即嘔吐逆。

脾泄者，脾土濕寒，不能蒸水化氣，故水穀並下，脹滿泄注也。食即嘔吐者，脾弱下陷，則胃逆也，必所下多水，脈緩，腹不痛。經曰：濕甚則濡泄者是也。

大腸泄者，食已窘迫，大便色白，腸鳴切痛。

大腸泄者，腸虛氣不能攝，故胃方實，即迫注於下，窘迫不及少待也。色白者，大腸屬庚金，白，金之色也。腸鳴切痛者，氣不和則攻衝，故鳴而痛也。經曰：清氣在下，則生飧泄者是也。

小腸泄者，溲而便膿血，少腹痛。

小腸泄者，小腸屬丙火，不化寒水。鬱於濕土之中，內熱淫蒸，膿血腐化。又小腸與心爲表裏，心主血，蓋氣不相攝，而便膿血，小便亦不禁也。小腸之氣鬱衝，下達膀胱，膀胱近少腹，故少腹痛也。此即血痢之類耳。

大瘕泄者，裏急後重，數至圊而不能便，莖中痛，此五泄之要法也。

大瘕泄者，邪氣結於下，成癥瘕而不散也。裏急後重者，腸氣急迫，肛門重墜也。數至圊而不能便者，皆癥結不散，故欲便而不爽也。莖中痛者，乃濕鬱爲熱，大便氣不能達，則移於小便也。此即古之滯下，今名痢疾者是也。

五十八難曰：傷寒有幾，其脈有變否？然：傷寒有五，有中風，有傷寒，有濕溫，有熱病，有溫病，其所苦各不同。

《素問》於風論、熱論言之甚詳，豈得獨遺寒論一門，而熱論首言今夫熱病者，皆傷寒之類也。既云類傷寒，則有傷寒專論可知，惜乎第七一卷，亡於兵火，亦以見古醫經以傷寒爲外感之統名。越人恐後世寒溫莫辨，故作傷寒有五之論，以分別其脈證，滑氏以變當作辨是矣。

中風之脈，陽浮而滑，陰濡而弱。

中風者，風寒直傷肌腠也。風無定體，偏寒即從寒化，風寒之邪，直入肌肉而傷其營，營血傷則血脈弱，而其脈動必緩。陽寸浮者，乃衛陽外越也。陰尺弱者，乃營血受傷也。然必見熱自發，汗自出，惡寒惡風，鼻鳴干嘔等證，方是風寒中肌腠之的證的脈也。謂風傷衛，寒傷營者非也。其實寒傷衛，風傷營耳。或問許學士發微論言，風傷衛，寒傷營，成無己以降俱宗之，而子獨謂寒傷衛、風傷營者何耶？曰：寒者，太陽之本氣也。太陽之陽。發於至陰，而充於皮毛，是皮毛一層，衛所居也，衛陽虛，招外寒。致皮毛閉塞而無汗，故曰寒傷衛也。風在六府，屬厥陰肝木。厥陰主營血，血虛則招外風。夫營血雖與衛氣偕行，而究之皮毛一層，爲衛所司，肌肉一層，爲營所宅，風入肌肉中，而營不守衛，是以衛氣泄而自汗出，故曰風傷營也。況仲景無汗用麻黃，明是治衛氣之藥，有汗用桂枝，明是和營血之藥，安得淆混哉？或問麻黄治寒傷衛，桂枝治風傷營，已明其義，何以仲景辨脈篇曰：寸口脈浮而緊，浮則爲風，緊則爲寒，風則傷衛，寒則傷營，營衛俱病，骨節煩疼，當發其汗也，此非風傷衛，寒傷營之明證耶。曰：此章本《内經》寒傷形，熱傷氣，陽邪傷陽，陰邪傷陰，統該陰陽二氣而言，非謂桂枝主風傷衛，麻黄主寒傷營也。讀書貴乎融貫，不可執泥。此所謂風傷營者，言風寒之邪，直中營中，逼其衛氣外泄，風寒則傷營也。若風溫之邪，首先犯衛，衛主氣，蓋熱則傷氣矣。所謂寒傷衛者，非不傷營，蓋寒閉衛外之氣則無汗，然亦由斂其營血而然，此《内經》熱傷氣，寒傷形之旨也。設寒熱莫辨，執風爲陽邪而傷衛一語，以溫裏和營之桂枝湯治風溫，則謬之甚矣。可不慎哉。

按　此論中風爲風寒入肌腠，外感也。若《金匱》所論中風，有中府、中藏、中血脈之分，與此不同，不可誤也。中府之脈多浮，五色必顯於面，惡風惡寒，拘急不仁，或中身之前，或中身之後，或中身之側，其病在表，多着四肢，雖見半身不遂，手足不隨，痰涎壅盛，氣喘如雷，然目猶能視，口猶能言，且外有六經形證也。中藏其病在裏，多滯九竅，故脣緩二便閉者，脾中也；不能言者，心中也；耳聾者，腎中也；鼻塞者，肺中也；目瞀者，肝中也。中血脈者，病在半表半裏，外無六經之證，内無二便之閉，但見口眼喎斜，半身作痛而已。至若體從不收，耳聾無聞，目瞀不見，口開眼合，撒手遺尿，失音鼾睡，乃本實先撥，陰陽樞紐不交，爲難治之脱證矣。此名同而證異者，不可不辨也。

濕溫之脈，陽濡而弱，陰小而急。

濕溫者，暑與濕交合之溫病也，其因有三。先受暑，後受濕，熱爲濕遏者，則其脈陽濡而弱，陰小而急。濡弱見於陽部，濕氣搏暑也；小急見於陰部，暑氣蒸濕也，此本經所謂之濕溫也。若其人常傷於濕，因而中暍，濕熱相搏，則發爲濕溫，證見兩脛冷，腹滿叉胸，頭目痛苦妄言，治在足太陰，不可發汗，此叔和《脈經》所謂之濕溫也。有觸時令鬱蒸之氣者，春分後，秋分前，少陰君火，少陽相火，太陰濕土，三氣合行其事，是天本熱也；而益以日之暑，日本烈也；而載以地之濕，三氣交動，時分時合。其分也，風動於中，勝濕解蒸，不覺其苦。其合也，天之熱氣下降，地之濕氣上騰，人在氣交中，受其炎蒸，無隙可避，口鼻受邪，着於脾胃，脈濡弱，舌苔白，或絳底，嘔逆口干而不能湯飲，胸次軟而滿悶，身潮熱，汗出稍涼，少頃又熱，此喻西昌所謂三氣合而爲病之濕溫也。然其因雖有不同，而其病多屬足陽明足太陽，蓋濕土之邪，同氣相感也。病在二經之表，多兼手少陽三焦，病在二經之裏，多兼手厥陰包絡，以少陽厥陰，同司相火故也。識此，庶幾知所從治矣。

傷寒之脈，陰俱盛而緊濇。

傷寒者，寒傷太陽之膚表也。華元化曰：傷寒一日在皮，二日在膚，三日在肌，四日在胸，五日在腹，六日入胃。是風寒初感之邪，由皮膚毛竅而入，抑遏營氣，束於經脈，故脈陰陽俱浮盛，緊濇而無汗也。然必見頭項強痛，發熱身疼，腰痛骨節疼痛，惡風惡寒而喘諸形證，方是寒傷膚表之的證的脈也。夫太陽膀胱中所化之氣，由氣海循衝任，過膈入肺，出之於鼻，爲呼出氣。膀胱所化之氣，又有內從三焦脂膜，出諸氣街，循肌肉，達於皮毛，爲衛外之氣。人知口鼻出氣，而不知周身毛竅，亦無不出氣。鼻氣一出，則周身毛竅之氣皆張；

鼻氣一入，則周身毛竅皆斂。若毛竅之氣不得外出，則反入於內，壅塞於肺，上出口鼻而爲喘，故寒傷膚表；皮毛之衛氣不得外出，則返於內而上壅爲喘。皮毛之內是肌肉，寒邪內犯肌肉，故周身疼痛。邪犯太陽之經脈，故頭項腰痛。人身皮內之肌，俗名肥肉，肥肉內夾縫中有紋理，名曰腠理；又內爲瘦肉，瘦肉兩頭即生筋，筋與瘦肉爲一體，皆附骨之物也，故邪犯瘦肉，則入筋而骨節疼痛。《內經》曰：諸筋皆屬於節者，是也。但發其表，則寒邪由內及外，從毛竅而汗解矣，故仲景以麻黃湯治之。

熱病之脈，陰陽俱浮，浮之滑，沉之散濇。

熱病者，溫熱病概伏氣外感而言也。脈陰陽俱浮者，《金匱要略》云：浮脈則熱，陽氣盛故也。浮之而滑，沉之散濇者，滑則陽盛於外，濇則陰衰於內也。夫溫者熱之漸，熱者溫之甚，其實一而已矣，然內外微甚間，不可不辨也。伏氣溫病者，乃冬日之陽熱，被嚴寒殺厲之氣所折伏，藏於肌骨之間，至春感春陽之氣而觸發，熱邪內發，陰液已傷，即仲景《傷寒論》所謂發熱而渴，不惡寒之溫病是也。外感風溫者，或冬暖不藏，或春日氣溫，其風偏熱，即從熱化，其證脈浮惡風，發熱欬嗽者是也。若內有伏氣，外爲風熱逗引，兩陽相合，衛氣先傷，誤以辛溫表散，致成灼熱，身重多眠，鼻鼾自汗，直視失溲瘈瘲諸逆證者，即《傷寒論》所謂誤汗被下被火，一逆尚引日，再逆促命期之風溫，是外感而兼伏氣者也。王安道曰：溫熱病之脈，多在肌肉之分，而不甚浮，且右手反盛於左手者，良由怫熱在內也。或左手盛或浮者，必有重感之風寒，否則非溫病熱病，是暴感風寒之病耳。此溫熱病脈，一定不移之論也。何以言之？《素問·陰陽應象大論》曰：左右者，陰陽之道路也。水火者，陰陽之徵兆也。血，陰也，水亦陰也；氣，陽也，火亦陽也。以脈體言，左屬血，陰也；右屬氣，陽也。此即血氣之左右，水火之徵兆也。風熱屬陽邪，先傷無形之氣，風寒乃陰邪，首犯有形之血，亦即《內經》寒傷形、熱傷氣之旨也。識此，當知風熱傷衛，風寒傷營，可不致執許學士風傷衛一語，而以桂枝治溫熱，遺人天札矣。

按　伏氣之理，未有闡發其義者，請試明之。《素問・陰陽應象大論》曰：重陰必陽，重陽必陰。故曰：冬傷於寒，春必病溫；春傷於風，夏生飧泄，夏傷於暑，秋必痎瘧；秋傷於濕，冬生欬嗽。此章經文，尤重在重陰必陽，重陽必陰兩句。亦以見天地陰陽之邪，隨人身之氣化感召，而非寒能變熱，熱可變寒也。其冬傷於寒，春必病溫者，冬至一陽漸生，人身之陽氣內盛，冬日嚴寒，殺厲之氣，時中於人，入於膚腠，其內伏之陽熱，被寒毒所折，深浹於骨髓之間，至春陽氣盛長。伏邪淺者，亦可隨春陽之氣漸散。伏邪深者，或遇風寒所遏，或因嗜欲所傷，內伏鬱結之陽氣，爲外邪觸發，伏氣既得發泄，遇天氣之陽熱，兩熱相乾，發爲溫病。溫之甚者，即爲熱病，此重陰必陽也。夏傷於暑，秋必痎瘧者，夏至一陰漸生，人身之陰氣內盛，暑乃陽邪，陽氣外爍，則裏氣虛寒，加以貪涼飲冷，損其真陽，至秋陰氣盛長之時，內伏陰邪欲出，外襲陽暑欲入，陰陽相持，故發爲往來寒熱之痎瘧，此重陽必陰也。春傷於風，夏生飧泄，秋傷於濕，冬生欬嗽者，乃陰陽上下之相乘也。夫喉主天氣，咽主地氣。陽受風氣，陰受濕氣。傷於風者，上先受之；傷於濕者，下先受之。陽病者，上行極而下，是以春傷於風者，夏生飧泄，風爲陽邪，泄乃陰病，此重陽必陰也。陰病者，下行極而上，是以秋傷於濕，上逆而欬，濕乃陰邪，欬爲陽病，此重陰必陽也。然邪之所湊，其氣必虛，人身之神氣血脈，皆生於精，能藏其精，則血氣內固。外邪何由內侵？金匱真言論曰：精者，身之本也，故藏於精者，春不病溫。攝生者可不慎諸。

溫病之脈，行在諸經，不知何經之動也，各隨其經所在而取之。

溫病者，瘟，疫病也，古無瘟字，溫與瘟通故也。疫者，役也，猶傜役之謂。多見於兵燹之餘，或水旱偏災之後，大則一城，小則一鎮一村，遍相傳染者是也。乃天地沴厲之氣，不可以常理測，不可以常法治也。故《素問》遺篇有五疫之刺，龐安常有青筋索，赤脈攢，黃肉隨，白氣狸，黑骨溫，五色之治。疫之爲病，偏溫偏熱者多，偏寒者少，然間亦有之。如《巢源》所載，從春分以後，秋分節前，天有暴寒，皆爲時行寒疫也。寒疫初病，寒熱無汗，面赤頭痛項強，蓋得之毛竅開，而寒氣閉之也，與傷寒異處，惟傳染耳。其證多見於金水之年，是金水不能斂藏，人物應之而爲寒疫也。若東坡治疫之聖散子，又寒而兼乎濕者也。近世吳又可之論疫，乃溫熱夾濕者，故其氣臭如屍，色蒸晦垢，舌本深絳，苔如積粉，神情昏擾而驚悸，脈右盛而至數模糊，皆濕熱相搏之徵，故宜達原飲以達募原之伏邪也。至余師愚之清瘟敗毒散，重用石膏，又專治暑熱之成疫者也。越人早鑑於此，故曰：溫病之脈，行在諸經，不知何經之動也。各隨其經之所在而取之，其旨深矣。若黃坤載以《素問·熱病論》之一日太陽，二日陽明，三日少陽，四日太陰，五日少陰，六日厥陰。經隨日傳，六日而盡，須逐日診之，難以預定爲解。不知傳經者，乃正氣以次相傳，七日來復，周而復始，一定不移，非病氣之傳也。病氣之傳，本太陽病不解，或入於陽，或入於陰。不拘時日，無分次第。如傳於陽明，則見陽明證；傳於少陽，則見少陽證；傳三陰，則見三陰證。故《傷寒論》曰：傷寒二三日，陽明少陽證不見者，爲不傳也。況病邪隨經氣之虛而傳陷，中風傷寒熱病皆然。何以越人於各證之下，皆有專脈，獨於溫病，而云不知何經之動？各隨所在而取之，分明指天地沴厲之氣，不可以常理測治而言。何黄氏之不察妄議，謬之甚矣。

傷寒有汗出而愈，下之而死者；有汗出而死，下之而愈者。何也？然：陽虛陰盛，汗出而愈，下之即死；陽盛陰虛，汗出而死，下之而愈。

傷寒，爲此五病之通稱。但傷寒有汗出而愈，下之則死者；有下之而愈，汗出則死者，其故何歟？蓋寒邪外襲爲陰盛，可汗而不可下；熱即内熾爲陽盛，可下而不可汗。王叔和傷寒序例曰：桂枝下咽，陽盛則斃；承氣入胃，陰盛以亡，即此義也。

寒熱之病，候之如何也？然：皮寒熱者，皮不可近席，毛發焦，鼻槁，不得汗；肌寒熱者，皮膚痛，脣舌槁，無汗；骨寒熱者，病無所安，汗注不休，齒本槁痛。

寒熱病候之如何者，言忽寒忽熱之病，當候病之所在也。皮寒熱者，言寒熱在皮，邪之中人最淺者。肺主皮毛，開竅於鼻，故邪在皮毛，則皮不能着物，毛發焦干，而鼻枯槁不澤也。不得汗，營衛不和也。肌寒熱者，皮内即肌肉，肌肉之邪，由皮膚而入，故皮膚痛也。脾主肌肉，開竅於口，故肌有邪，則脣舌皆受病也。骨寒熱者，肌肉之内骨也，骨受邪，其病最深，故一身之中，無所得安也。腎主骨，又主液，齒爲骨之餘，故骨病則腎液泄而爲汗，齒枯槁而痛也。

按　此節乃《靈樞·寒熱病篇》文，而與以上五種傷寒有間，然皆經氣之爲病，宜取三陽少陰之絡以去邪，雖與傷寒各異，而皮膚肌肉骨髓之層次經氣則一是。越人列此一節於五種傷寒之後者，正示人以内傷雜病，與外感之形證不同，不可誤治耳。

五十九難曰：狂癲之病，何以别之？然：狂疾之始發，少卧而不飢，自高賢也，自辨智也，自貴倨也，妄笑，好歌樂，妄行不休是也；癲疾始發，意不樂，直視僵仆，其脉三部陰陽俱盛是也。

狂病屬陽，始發之時，陽氣盛不入於陰，故少卧。陽氣並於上，故不飢。其自高賢，自辨智，自貴倨，皆狂之意也。妄笑，好歌，妄行，皆狂之態也。病發於陽，陽性動，故其狀皆有餘，即前二十難所謂重陽者狂是也。癲病屬陰，始發之時，意不樂，癲之意也。直視僵仆，癲之態也。病發於陰，陰性静，故其狀皆不足，即二十難所謂重陰者癲是也。脉三部陰陽俱盛者，是總上二者而言。謂發於陽爲狂，則三部陽脉俱盛，發於陰爲癲，則三部陰脉俱盛也。

按　《素問·病能論》帝曰：有病怒狂者，此病安生？岐伯曰：生於陽也。帝曰：陽何以使人狂？岐伯曰：陽氣者，因暴折而難決，故善怒也，病名曰陽厥。帝曰：何以知之？岐伯曰：陽明者常動，巨陽少陽不動，不動而動大疾，此其候也。帝曰：治之奈何？岐伯曰：奪其食即已，使之服以生鐵洛爲飲。夫生鐵洛者，下氣疾也。此總論狂病屬於陽氣盛，陽氣宜於升達，若折抑之則病，其來太陽少陽之脉，動之不甚者而動且大疾，則陽明之脈常動者，其動盛，可知爲狂病將發之候。先當奪其食，使胃火弱而氣衰，庶幾陽動息而病可愈，甚則服以鐵洛飲，下氣開結，而平木火之邪也。《靈樞·癲狂篇》曰：狂始生，先自悲也，喜忘苦怒善恐者，得之憂飢。此言陰虛則陽盛，以致病狂也。又狂始發，少臥不飢，自高賢也，自辨智也，自尊貴也，善罵詈，日夜不休者，此心氣之實狂也。又狂，言驚善笑，好歌樂，妄行不休者，得之大恐，此言腎病上傳於心，而爲心氣之實狂，以大恐則傷腎也。又狂，目妄見，耳妄聞，善呼者，少氣之所生也。此因腎氣少，而致心氣虛狂也。又狂者，多食，善見鬼神，善笑而不發於外者，得之有所大喜。此言喜傷心志而爲虛狂也。又狂而新發，未應如此者，先取肝經之曲泉左右動脈，及甚者見血，有頃已，不已，灸骨骶二十壯。此分論狂病虛實，治未發先清泄木氣，而不令及於心神也。《素問·通評虛實論》帝曰：癲疾何如？岐伯曰：脈搏大滑，久自已。脈小堅急，死不治。曰：癲疾之脈，虛實何如？曰：虛則可治，實則死。此總論癲疾屬於陰氣盛，陰盛則陽虛，故其脈搏指而大滑，心肝之陽未衰，有來復之象，故久而自已。若小堅急，純陰無陽，則死不治。脈虛者，邪亦虛；脈實者，邪亦實，實即堅急之意，故亦主死也。《靈樞·癲狂篇》曰：癲疾始生，先不樂，頭重痛，視舉目赤甚，作極已而煩心，候之於顏。此言厥氣上乘於天氣，及太陽君火也。夫癲乃陰陽之氣，先厥於下，後上逆於巔而爲病，當候之於顏面氣色也。又癲疾始作，引口啼呼喘悸者，此言太陽主開，陽明主闔，乃厥氣上乘，致開闔不清而爲病也。又癲疾始作，先反僵，因而脊痛者，此厥氣逆於寒水之太陽，及寒氣乘於地中也。又治癲疾者，常與之居，察其所當取之處，病至視其有過者瀉之，置其血於瓠壺之中，至其發時，血獨動矣，不動，灸骶骨二十壯。此言治癲疾，當分天地水火之氣而治之，太陽之火，日也，隨天氣而日繞地一周，動而不息者也。地水者，靜而不動者也，常與病居，察其病在手足何經，其法致其血於瓠壺中，發時氣相感則血動，是感天氣太陽之運動也，當候之手太陽陽明太陰者是也。不動者，病陷於地水之中，當候之足太陽陽明太陰者是也，更宜灸骶骨二十壯，若不圖之於早，病成則難治。故《下經》之骨癲疾，筋癲疾，脈癲疾，多云不治也。若夫癎證，《素問·奇病論》帝曰：人生而有病癲疾者，病名曰何，安所得之？岐伯曰：病名爲胎病，此得之在母腹中時，其母有所大驚，氣上而不下，精氣並居，故令子發爲癲疾也。此論生而病癲癎，爲先天所受之病。孕婦受驚，精氣上而不下，精與驚氣並居而爲病，故曰胎病也。然亦有不從母腹中得之，若卒然聞驚而得者，蓋驚則神出舍空，痰涎乘間而歸之也。但癎證與癲厥異者，仆時口作六畜聲，將醒時吐涎沫耳。更有血迷似癲者，婦人月水崩漏過多，血氣迷心，或産後惡露上衝，而語言錯亂，神志不甯者，血虚神耗也。又有心風似癲者，精神恍惚，喜怒言語或時錯亂，有癲之意，不如癲者之甚，皆痰氣爲病，不可不辨也。

六十難曰：頭心之病，有厥痛，有真痛，何謂也？然：手三陽之脈，受風寒，伏留而不去者，則名厥頭痛。

厥，逆也，言氣逆而痛也。厥痛，厥頭痛，厥心痛也。真痛，真頭痛，真心痛也。手三陽之脈，爲風寒留滯而不行，則壅逆而衝於頭，故名厥頭痛也。足三陽之脈，風寒留滯，亦作頭痛，今不言者，省文也。

入連在腦者，名真頭痛。

真頭痛不在經，而入連於腦，故痛甚，腦盡痛，手足寒至節，死不治。蓋腦爲髓海，其氣之所聚，卒不受邪，受邪則死矣。

按《素問·奇病論》帝曰：人有病頭痛，以數歲不已，此安得之，名爲何病？岐伯曰：當有所犯大寒，內至骨髓。髓者，以腦爲主，腦逆，故令頭痛，齒亦痛，病名曰厥逆。此因寒邪入髓，則上入頭腦而爲痛，其邪入深，故數歲不已也。若《靈樞·厥論篇》所載厥頭痛，面若腫起而煩心者，陽明之氣，上逆而爲痛也。又頭脈痛，心悲善泣者，厥陰之氣，上逆而爲痛也。

又貞貞頭重而痛者，少陰之氣，上逆而爲痛也。又項先痛，腰脊爲應者，太陽之氣，上逆而爲痛也。又頭痛甚，耳前後脈湧有熱者，少陽之氣，上逆而爲痛也。又真頭痛甚，腦盡痛，手足寒至節，死不治。此非六氣之厥，乃客邪犯腦，故頭痛甚，腦盡痛。蓋頭爲諸陽之首，腦爲精水之海，手足寒至節，此真氣爲邪所傷，故死不治也。更有擊墮而爲痛者，大痹而爲痛者，寒氣傷營而爲偏痛者，是經論頭痛者如此，不獨手三陽爲病也。

其五藏氣相干，名厥心痛。

諸經絡皆屬於心，蓋心主百脈，其營血由心而通於十二經絡也。若一經有病，其脈逆行，逆則乘心，乘心則心痛，故曰厥心痛。是五藏氣衝逆致痛，非心家自病也。

其痛甚，但在心，手足青者，即名真心痛。其真心痛者，旦發夕死，夕發旦死。

心爲藏府之大主，精神之所舍，其藏堅固，邪不能客，客之則傷心，心傷則神去，神去則死矣。真心痛，其痛甚，但在心而無別藏相干也。手足青者，寒邪犯君火之位，血色變也。旦發夕死，夕發旦死者，心不受邪也，真頭痛亦然。蓋腦爲人身之主宰，亦不受邪，故滑氏言其真心痛者，真字下欠一頭字是矣。

按《靈樞·厥論篇》曰：厥心痛與背相控，善瘈，如從後觸其心，傴僂者，腎心痛也。又腹脹胸滿，心尤痛甚者，胃心痛也。又痛如以錐鍼刺其心，心痛甚者，脾心痛也。又色蒼蒼如死狀，終日不得太息者，肝心痛也。又臥若徒居，心痛間動作痛益甚，色不變者，肺心痛也。

此別藏府相干之痛也。又真心痛，手足青至節，心痛甚，旦發夕死，夕發旦死，此傷其藏真，而爲真心痛也。

六十一難曰：經言望而知之謂之神，聞而知之謂之聖，問而知之謂之工，切脈而知之謂之巧，何謂也？望，謂望病人五藏之色，見於面者，各有分部，以應相生相剋之候也。聞，謂聞病人之聲音，以察病之所在也。問，謂問病人之所患，及其愛憎喜怒，以求病之原也。切，謂切病人之脈，而得病出何藏何府也。神，神化不測之謂。聖，至於至極之謂。工，專精之謂。巧，心智靈變之謂。此與《靈樞·邪氣藏府病形篇》微有不同，經言或別有所本也。

然：望而知之者，望見其五色以知其病。

望而知之者，望其資稟色澤間之神氣。《靈樞》所謂粗守形，上守神者是也。然人之神氣，在有意無意之間，流露最真。醫者清心凝神，一會即覺，不宜過泥，泥則私意一起，醫者與病者神氣相混，反覺疑似，難以捉摸，此又以神會神之妙理也。神氣云何？有光有體是也。光者，外面明朗；體者，裏面潤澤。光無形，主陽主氣；體有象，主陰主血。氣血無乖，陰陽不爭，自然光體俱備矣。《素問·五藏生成論》曰：五藏之氣，故色見青如草茲者死，黃如枳實者死，黑如炲者死，赤如衃血者死，白如枯骨者死，此五色之見死也。夫五色干枯，以氣血俱亡，無光無體，神氣已去者也，故主死。又青如翠羽者生，赤如雞冠者生，黃如蟹腹者生，白如豕膏者生，黑如烏羽者生，此五色之見生也。是以氣血未傷，有光有體，不能內含，而亦不外露者也，故雖病而主生。又，生於心，如以縞裹朱；生於肺，如以縞裹紅；生於肝，如以縞裹紺；生於脾，如以縞裹括蔞實；生於腎，如以縞裹紫，此五藏所生之榮也。夫平人五藏既和，其色稟胃氣而出於皮毛之間，胃氣色黃，皮毛色白，精氣內含，寶光外發，既不浮露，又不混蒙，故曰如縞裹也。觀《內經》論色，分死、病、平三等，雖未明言神氣，而神氣即寓其中。然五色內應五藏，此道其常，而病則有變，甚有五色不應五藏者，此又變中之變也。若能察神氣，因其常而識其變，則於望色之道，得其要領矣。

聞而知之者，聞其五音，以別其病。

聞而知之者，聞其音聲，分別清濁，以察其病也。土者其數五。五者，音也，故音聲發於脾土，而響於肺金也。在心主言，心開竅於舌。舌者，音聲之機也。肝主語，肝循喉嚨，入頏顙。

喉嚨者，氣之所以上下者也。頏顙者，分氣之所泄也。肝心氣和，而後言語清亮也。然又從腎間動氣之所發，故腎氣短促，上氣不能接下氣矣。是以發言歌詠，出於五藏神之五志，故有音聲。語言不清者，當責之心；肝，能語言，而無音聲者，當責之脾；肺能言語，有音聲，而氣不接續者，當責之兩腎，此音聲之原委也。若經以五音配五藏，肝音角，其聲呼；心音徵，其聲笑；脾音宫，其聲歌；肺音商，其聲哭；腎音羽，其聲呻。若明其原委，辨其清濁，分其陰陽，審其虛實，以察病情，於聞聲一法，庶乎近矣。

問而知之者，問其所欲五味，以知其病所起所在也。

問而知之者，問察其原委也。夫工於問者，非徒問其證，殆欲即其證以求其病因耳。脫營失精，可於貴賤貧富間問之，更當次第問其人。平昔有無宿疾，有無恚怒憂思，食喜淡喜濃喜燥喜潤，嗜茶嗜酒。再問其病初起何因，前見何證，後變何證。惡寒惡熱，孰重孰輕。有汗無汗，汗多汗少，汗起何處，汗止何處。頭痛身痛，痛在何時，痛在何處。口淡口苦，渴與不渴，思飲不思飲，飲多飲少，喜熱喜涼，思食不思食，能食不能食，食多食少，化速化遲。胸心脇腹，有無脹痛。二便通濇，大便爲燥爲溏，小便爲清爲濁，色黄色淡。婦人則問其有無胎產，月事先期後期，有無脹痛，可有帶下，是赤是白，或多或少。種種詳詰，就其見證，審其病因，方得治病求本之旨也。

切脈而知之者，診其寸口，視其虛實，以知其病在何藏府也。

切而知之者，診其寸口，以知其病也，非《內經》遍診動脈之法也。或問《內經》遍診動脈，衹設浮沉緩急，大小滑濇之八脈，特於對待微甚懸絶，著其相去三等，而脈之情變已精，後世繁爲二十九脈。愈求精而脈愈晦者，因獨取寸口之誤耶，曰：非也。張氏云：後世知識脈難，而不知古人審脈之更難也。所謂識脈者，浮，不沉也。

沉，不浮也。遲，不及也。數，太過也。虛，不實也。實，不虛也。滑，不濇也。濇，不滑也。長，不短也。短，不長也。大，不小也。小，不大也。緩，不逮也。弱，不盛也。伏，不見也。軟，無力也。微，不顯也。散，不聚也。洪，洪大也。細，微細也。代，更代也。牢，堅牢也。動者，滑大於關上也。弦者，狀如弓弦，按之不移也。緊者，如轉索無常也。芤者，浮大而按之中空也。革者，中空而外堅也。結者，緩而有止也。促者，數而有止。以對待之法識之，猶易分別於指下。所謂審脈者，體認所見之脈何因，所主之病何證，以心印之而後得也。仲景平脈篇曰：浮爲在表，沉爲在裏，數爲在府，遲爲在藏。又曰：浮則爲風，浮則爲熱，浮爲氣實，浮爲氣虛，浮則無血，浮則爲虛。是將爲外感乎，爲內傷乎，爲氣乎，爲血乎，爲實乎，爲虛乎，是必審其證之表裏陰陽，寒熱虛實，病之久病新病，脈之有力無力，而斷之以意，然後參之以望聞問，必四診鹹備，庶幾可保萬全。故曰：審脈之更難也，可不慎歟？

經言以外知之曰聖，以內知之曰神，此之謂也。

視色聞聲者，以外知之也，故曰聖。問因切脈者，以內知之也，故曰神。此總結上文四診之意也。

上第四卷，四十八難至六十一難，論病。

六十二難曰：藏井滎有五，府獨有六者，何謂也？然：府者，陽也。三焦行於諸陽，故置一俞，名曰原。府有六者，亦與三焦共一氣也。

藏有五者，謂井、滎、輸、經、合也。府有六者，謂井、滎、輸、原、經、合也。夫五藏之脈，皆以所出爲井，所流爲滎，所注爲輸，所行爲經，所入爲合，是謂五俞，以應五行木、火、土、金、水也。六府亦有俞，以應五行金、水、木、火、土也，惟過之穴爲原，故有六也。原者，元也。元氣者，三焦之氣也。蓋三焦包絡主相火，故列五行之外，而三焦所行者遠，其氣所流聚之處，五穴不足以盡之，故別置一穴，名曰原也。三焦爲陽氣之根，六府屬陽，其氣皆三焦所出，故曰共一氣也。

六十三難曰：《十變》言，五藏六府滎合，皆以井爲始者，何也？然：井者，東方春也，萬物之始生。諸蚑行喘息，蜎飛蠕動，當生之物，莫不以春而生。故歲數始於春，日數始於甲，故以井爲始也。

人身藏府經穴起止，其次第：先井，次滎，次輸，次經，次合，故云以井爲始也。井，谷井，非掘成之井也。山谷之中，泉水初出之處，名曰井。井者，主出之義也。溪谷出水，從上注下，水常射焉。井之爲道，以下給上者也。是則井者，經脈之所出也。其既出濴濴，流利未暢，故謂之滎。《說文》曰：滎，絶小水也。水雖絶小，停留則深，便有挹注之處，豬則外瀉，故謂之俞。俞，與輸通。《說文》曰：輸，委輸也，即輸瀉之謂。其既輸瀉，則紆徐逐流，歷成渠徑。徑與經通，徑者，經也。經行既達，而會合於海，故謂之合。合者，會也。此是水之流行也。

人之經脈，亦取法於此，故取以名穴也。以井爲始。春者，以其發源所生之義也，歲數始於春者，正月爲歲首故也。日數始於甲者，謂東方屬甲乙，爲干之首也。蚑蟲行喘息，蜎蟲飛蠕蟲動，皆春氣發生之義耳。

六十四難曰：《十變》又言，陰井木，陽井金；陰滎火，陽滎水；陰輸土，陽輸木；陰經金，陽經火；陰合水，陽合土。

人身經脈，起於井穴，五藏屬陰，從春夏而至秋冬，故陰井爲木。陰井木生陰滎火，陰滎火生陰輸土，陰輸土生陰經金，陰經金生陰合水。六府屬陽，從秋冬而至春夏，故陽井爲金，陽井金生陽滎水，陽滎水生陽輸木，陽輸木生陽經火，陽經火生陽合土。此陰陽逆順之氣，五行相生之序也。

陰陽皆不同，其意何也？然：是剛柔之事也。陰井乙木，陽井庚金。陽井庚，庚者，乙之剛也；陰井乙，乙者，庚之柔也。乙爲木，故言陰井木也；庚爲金，故言陽井金也。餘皆倣此。

剛柔者，即乙庚之配合也。陰井爲木，乙，陰木也。陽井爲金，庚，陽金也。乙與庚合，以陰木合陽金，故曰庚乃乙之剛，乙乃庚之柔也。陰滎水，是丁與壬合也。陽輸木，陰輸土，是甲與己合也。陽經火，陰經金，是丙與辛合也。陽合土，陰合水，是戊與癸合也。此陰陽配合之道也。其十干化合之義，已詳三十三難注中，當參互觀之。

按《靈樞·本輸篇》論井滎輸經合甚詳，欲求藏府經脈之血氣生死出入者，不可不知也。其義以營衛氣血，皆生於胃府水穀之精，營行脈中，衛行脈外，血行脈中，氣行脈外。然血中有氣，氣中有血，陰陽互根，不可相離。是脈內之血氣，從氣衛而滲灌於脈外；脈外之氣血，亦從孫絡而溜注於絡中，外內出入之相通也。五藏內合五行，故其俞五，六府外合六氣，故其俞六。蓋六氣生於五行，而有二火也。人身十二經脈，合六藏六府之十二大絡，及督脈之長強，任脈之尾翳，脾之大包，凡二十七脈之血氣，出入於手足指之間。所出爲井，所溜爲滎，所注爲輸，所行爲經，所入爲合。此二十七脈之血氣，從四肢通於藏府，而藏府中之血氣，又從經脈繆處通於孫絡，而溜於絡脈，交相逆順而行，外而皮膚，內而經脈者也。夫經脈有三百六十五穴會，絡脈有三百六十五穴會，孫絡亦有三百六十五穴會。經脈寬大，孫絡窄小，經脈深而絡脈淺，故黄帝有五藏之所溜處，闊散之度，淺深之狀，高下所至之問也。西醫言過心化赤之血，由脈管行遍，散諸微絲管，由微絲管之尾，漸並漸粗，入迴血管。血入迴血管，其色變紫，與脈管交相逆順而行，至總迴管，過心入肺，呼出炭氣，吸入養氣，復化爲赤血者，即此義也。

西醫知血之行諸脈絡，而不知所以能行者，氣爲之也。其井滎輸經合五行出入之道，西醫昧而不明，是知其所當然，而不知其所以然也。

六十五難曰：經言所出爲井，所入爲合，其法奈何？然：所出爲井，井者，東方春也，萬物之始生，故言所出爲井也。所入爲合，合者，北方冬也，陽氣入藏，故言所入爲合也。

經言《靈樞·本輸篇》也，井滎輸經合，如春夏秋冬之周而復始，東南西北之循環無端也。

春夏主生養，陽氣在外；秋冬主收藏，陽氣在內。井屬春，故自井而生發。合屬冬，故至合而入藏。如天地一歲而有四時，一日亦有四時，人身隨其氣而運行，所以一呼一吸，陰陽無不周遍也。

按　本輸篇言肺之井木，出手大指內側之少商穴，溜於魚際爲滎，注於太淵爲輸，行於經渠爲經，入於尺澤爲合。心之井木，出手中指之端。心包絡經中衝穴，溜於勞宮爲滎，注於大陵爲輸，行於間使爲經，入於曲澤爲合。心之井滎輸經合，而行包絡之經者，何也？蓋心注血，包絡注脈，君相之相合也。心與包絡血脈相通，心藏所出之血氣，間行於手少陰之經，手厥陰之經也。肝之井木，出足大指之端大敦穴，溜於行間爲滎，注於太衝爲輸，行於中封爲經，入於曲泉爲合。脾之井木，出足大指內側隱白穴，溜於大都爲滎，注於太白爲輸，行於商丘爲經，入於陰之陵泉爲合。腎之井木，出足心之涌泉穴，溜於然谷爲滎，注於太溪爲輸，行於復溜爲經，入於陰谷爲合。此五藏之井滎輸經合也。膀胱之井金，出足小指之端至陰穴，溜於通谷爲滎，注於束骨爲輸，過於京骨爲原，行於崑崙爲經，入於委中爲合。膽之井金，出於足小指次指之端竅陰穴，溜於俠溪爲滎，注於臨泣爲輸，過於丘墟爲原，行於陽輔爲經，入於陽之陵泉爲合。胃之井金，出足大指內次指之端厲兌穴，溜於內庭爲滎，注於陷谷爲輸，過於衝陽爲原，行於解溪爲經，入於下陵爲合。三焦者，上合手少陽，其井金出手小指次指之端關衝穴，溜於液門爲滎，注於中渚爲輸，過於陽池爲原，行於支溝爲經，入於天井爲合。而三焦下輸，出於足大指之前委陽穴，是足太陽之絡。蓋三焦之氣出於腎，遊行於上中下，其斜者爲絡，入絡膀胱；直者爲經，即手少陽也。故三焦之輸有二焉。小腸之井金，出手小指之端少澤穴，溜於前谷爲滎，注於後溪爲輸，過於腕骨爲原，行於陽谷爲經，入於小海爲合。大腸之井金，出於手大指次指之端商陽穴，溜於本節之前二間爲滎，注於本節之後二間爲輸，過於合谷爲原，行於陽溪爲經，入於曲池爲合。此六府之井滎輸原經合也。夫藏府之井，起於木金者，木金乃生成之始終也。五藏藏精，其氣皆陰，然化氣必生於陽，故五藏雖陰，而其起恒同，起於少陽之生木。六府致用，其氣皆陽，然氣盛必歸於精，故六府雖陽，而其氣爲成，皆起於西成說物之兌金，是以藏井爲木，府井爲金也。生氣在藏，成氣在府，如四時之春秋，此陰陽之定理，鍼法所必究也。然衹節經文之大略，其經穴部位分寸，須詳考銅人圖像，庶不致誤。

六十六難曰：經言肺之原出於太淵，心之原出於大陵，肝之原出於太衝，脾之原出於太白，腎之原出於太溪，少陰之原出於兌骨『神門穴也』，膽之原出於丘墟，胃之原出於衝陽，三焦之原出於陽池，膀胱之原出於京骨，大腸之原出於合谷，小腸之原出於腕骨。

考《甲乙經》，肺之原太淵，在手掌後陷者中央；心之原大陵，在掌後骨下橫紋中兩筋間，此手厥陰心包絡之穴也。心與包絡相通，故取此穴，亦可謂之心也。肝之原太衝，在足大指本節後二寸陷者中。脾之原太白，在足大指後內側白肉際陷者中。腎之原太溪，在足內踝後跟骨上動脈陷者中。手少陰之原兑骨，即神門穴，在手掌後鋭骨端陷者中。膽之原丘墟，在足外踝如前陷者中。胃之原衝陽，在足趺上，去內庭五寸，高骨間動脈。三焦之原陽池，在手錶腕上陷者中。膀胱之原京骨，在足小指外側，本節後大骨下白肉際陷者中。大腸之原合谷，在手大指次指岐骨間陷者中。小腸之原腕骨，在手外側腕前起骨下陷者中。

按《靈樞·九鍼十二原篇》曰：陽中之少陰肺也，其原出於太淵。太淵，二陽中之太陰心也，其原出於大陵。大陵，二陰中之少陽肝也，其原出於太衝。太衝，二陰中之至陰脾也，其原出於太白。太白，二陰中之太陰腎也，其原出於太溪。太溪，二膏之原，出於鳩尾。鳩尾，一肓之原，出於脖胦。脖胦，一凡此十二原者，主治六府五藏之有疾者也。脹取三陽，飧泄取三陰。

是《靈樞》以五藏之十二穴爲原，此則以六藏六府十二經各有原。言心之原出大陵者，即候包絡之病，蓋君相之血脈通貫也。言少陰之原出於兑骨者，少陰心也，兑骨即神門。邪客篇曰：少陰獨無輸者，不病乎？曰：其外經病而藏不病，故獨取經於掌後鋭骨之端，即此義也。越人之意，非謂心有兩原，乃指君相氣合厥陰少陰，可同治也。

十二經皆以輸爲原者，何也？然：五藏輸者，三焦之所行，氣之所留止也。三焦所行之輸爲原者，何也？然：齊下腎間動氣者，人之生命也，十二經之根本也，故名曰原。三焦者，原氣之別使也，主通行三氣，經歷於五藏六府。原者，三焦之尊號也，故所止輒爲原。五藏六府之有病者，皆取其原也。

十二經皆以輸爲原者，言九鍼十二原中，皆以五藏之輸穴爲原，非謂六府也。然五藏六府之輸，皆係三焦之所行，其氣所留止之處也，故稱曰原。三焦之根，起於腎間命門，人之生命之原，十二經之根本，皆繫乎此。由鼻吸入之天陽，過肺歷心，引心火，循膂筋，入腎繫，至命門，蒸膀胱之水，化氣上騰。三焦主持相火，爲腎中原氣之别使，是十二經之營衛流行，皆三焦之所使也。通行生氣於五藏六府之俞穴，其所留止，輒謂之原。以其原於命門動氣間而得名，亦以見三焦乃腹包膜，其連網脂膜，皆三焦之物，爲統攝藏府之郛郭也。

六十七難曰：五藏募皆在陰，而俞在陽者，何謂也？然：陰病行陽，陽病行陰，故令募在陰，俞在陽。

募，音幕，經氣結聚處也。俞，輸轉之義。經氣由此而輸於彼也。五藏之募皆在腹，肺之募，中府二穴，在胸部云門下，同身寸之一寸，乳上三肋間動脈陷中，屬本經。心之募，巨闕一穴，在鳩尾下，同身寸之一寸，屬任脈。脾之募，章門二穴，在大横外直臍端，屬肝經。肝之募，期門二穴，在不容兩旁，各同身寸之一寸五分，直乳第二肋端，屬本經。腎之募，京門二穴，在監骨腰中，挾脊季脇下，屬膽經。五藏之俞皆在背，肺俞在第三椎之間，心俞在五椎之間，肝俞在九椎之間，脾俞在十一椎之間，腎俞在十四椎之間，又有膈俞者，在七椎之間，皆挾脊兩旁，各同身寸之一寸五分，總屬足太陽經也。陰病行陽，陽病行陰者，背爲陽，腹爲陰。俞在於背，俞者，藏中陰氣之所輸也，是以陰病行於陽也。募在於腹，募者，藏中陽氣之所結也，是以陽病行於陰也。以見陰陽經絡，氣相交貫，藏府腹背，氣相通應，故其病氣之結聚輸轉之處，交相會也。經曰：從陽引陰，從陰引陽，即此義也。

按《內經》六府亦有募有俞，不獨五藏爲然也。此章明藏府陰陽之氣，交相通貫，言五藏而不及六府者，省文也。胃之募，中脘一穴，在臍上，同身寸之四寸，屬任脈。大腸募，天樞二穴，在肓俞旁，同身寸之一寸五分，挾臍二寸，屬胃經。小腸募，關元一穴，在臍下，同身寸之三寸，屬任脈。膽募，日月二穴，在期門下，同身寸之五分，直乳第二肋下，屬本經。膀胱募，中極一穴，在臍下，同身寸之二寸三分，屬任脈。三焦募，在臍下，同身寸之二寸，屬任脈。此六府之募，亦皆在腹。胃俞在十二椎之間，大腸俞在十六椎之間，小腸俞在十八椎之間，膽之俞在十椎之間，膀胱俞在十九椎之間，三焦俞在十三椎之間。又有心包俞在四椎之間，亦俱挾脊兩旁，各同身寸之一寸五分，屬足太陽經也。觀陰陽募俞，並舉爲言，則非獨指五藏明矣，故補注之。

六十八難曰：五藏六府，各有井滎輸經合，皆何所主？然：經言所出爲井，所流爲滎，所注爲輸，所行爲經，所入爲合。井主心下滿，滎主身熱，輸主體重節痛，經主喘欬寒熱，合主逆氣而泄，此五藏六府井滎輸經合所主病也。

主，主治也。經言《靈樞·九鍼十二原篇》文也。井，山谷中泉水之所出也。滎，小水尚未能流利者也。輸，輸瀉之所注也。經，由輸而經過之徑也。合，水流而會合之處也。井主心下滿者，井應木，木者肝，肝主滿重節痛也。榮應火，火者心，心主身熱也。輸應土，土者脾，脾主體重也。經主欬嗽寒熱者，經應金，金者肺，肺主寒熱也。合主氣逆而泄者，合應水，水者腎，腎主泄也。此論五藏爲病之一端耳。不言六府者，舉藏足以該府也。然《內經》辨病取穴之法，實止此，不可執一説而不知變通也。

按　此七難論俞穴也。然某穴至某穴之一寸者，將謂周尺耶，秦尺耶，漢尺耶，抑近世之尺耶？聚訟紛紜，莫衷一是，皆爲不明同身取寸之義也。或以患人之中指中節取寸，便爲獨得心傳，殊不知瘦人指長而身小，則背腹之横寸，豈不太闊？肥人指短而身長，則背腹之横寸，豈不太狹？有身長指長而頭小者，則頭間之寸，豈不嫌長？有身短指短而頭大者，則頭間之寸，豈不嫌短？似此肥瘦長短之差訛，安能准的？所謂同身取寸者，必同其身體而取之也。考其法以《靈樞·骨度篇》尺寸爲主，再量人身尺寸，隨取而折之，自無長短肥瘦之差訛。假如骨度篇云：肩至肘，長一尺七寸，量患人由肩至肘，長一尺三寸六分，以八折合之。所云某穴至某穴一寸者，僅得八分，餘可類推。此同身取寸之活法，鍼灸之要事，不可不知也。

附　《靈樞·骨度篇》

黄帝問於伯高曰：脈度言經脈之長短，何以立之？伯高曰：先度其骨節之大小廣狹長短，而脈度定矣。

黄帝曰：願聞衆人之度，人長七尺五寸者，其骨節之大小長短各幾何？伯高曰：頭之大骨，圍二尺六寸，胸圍四尺五寸，腰圍四尺二寸。發所覆者，顱至項，尺二寸。《甲乙經》『尺』字上有『一』字。發以下至頤，長一尺。君子終折。《甲乙經》『君子』作『男子』。

結喉以下至缺盆中，長四尺。缺盆以下至髑骬，長九寸，過則肺大，不滿則肺小。髑骬以下至天樞，長八寸，過則胃小。天樞以下至横骨，長六寸半，過則迴腸廣長，不滿則狹短。横骨長六寸半，横骨上廉以下，至内輔之上廉，長一尺八寸。内輔之上廉以下至下廉，長三寸半；内輔下廉下至内踝，長一尺三寸。内踝以下至地，長三寸。故骨圍大則太過，小則不及。角以下至柱骨，長一尺。行腋中不見者，長四寸。腋以下至季脇，長一尺二寸；季脇以下至髀樞，長六寸。髀樞以下至膝中，長一尺九寸。膝以下至外踝，長一尺六寸。外踝以下至京骨，長三寸。京骨以下至地，長一寸。耳後當完骨者，廣九寸。耳前當耳門者，廣一尺三寸。兩顴之間，相去七寸。兩乳之間，廣九寸半。《甲乙經》作廣八寸。兩髀之間，廣六寸半。足長一尺二寸，廣四寸半。肩至肘，長一尺七寸；肘至腕，長一尺二寸半。腕至中指本節，長四寸。本節至其末，長四寸半。項發以下至背骨，長二寸半。膂骨以下至尾骶二十一節，長三尺。上節長一寸四分分之一，奇分在下，故上七節至於膂骨，九寸八分分之七。此衆人骨之度也。所以立經脈之長短也。是故視其經脈之在於身也，見其浮而堅，其見明而大者多血，細而沉者多氣也。

上第五卷，六十二難至六十八難，論俞穴。

六十九難曰：經言虛者補之，實者瀉之，不虛不實，以經取之，何謂也？然：虛者補其母，實者瀉其子，當先補之，後瀉之。不虛不實，以經取之者，是正經自生病，不中他邪也，當自取其經，故言以經取之。

經言《靈樞·經脈篇》也。虛，血氣虛也。實，血氣實也。補之，行鍼用補法也。瀉之，行鍼用瀉法也。以經取之，言循其本經所宜刺之穴也。母，生我者也。子，我生者也。經脈篇載十二經，皆有盛則瀉之，虛則補之，不盛不虛，以經取之，虛者補其母，實者瀉其子。蓋子能令母實，母能令子虛也。假令肝病虛，則補其母合，即足厥陽之合曲泉穴是也。肝病實，則瀉其子滎，即足厥陰之滎行間穴是也。當先補之，然後瀉之兩句，滑氏謂即後篇陽氣不足，陰氣有餘，當先補其陽，而後瀉其陰之意。然於此義不屬，非厥誤即羨文也。若憂愁思慮則傷心，形寒飲冷則傷肺，恚怒氣逆則傷肝，飲食勞倦則傷脾，久坐濕地，強力入水則傷腎。正經自病，非五邪所傷者，即於本經取當刺之穴以刺之，不必補母瀉子也。

七十難曰：經言春夏刺淺，秋冬刺深者。何謂也？然：春夏者，陽氣在上，人氣亦在上，故當淺取之；秋冬者，陽氣在下，人氣亦在下，故當深取之。

《靈樞·終始篇》曰：春氣在毛，夏氣在皮膚，秋氣在分肉，冬氣在筋骨，此四時之氣也。其四時受病，亦各隨正氣之淺深，故用鍼以治病者，各依四時氣之淺深而取之也。陽氣者，謂天地之氣也；人氣者，謂營衛之氣也。上言皮肉之上，下言筋骨之中，淺取深取，必中其病也。

滑氏曰：春夏之時，陽氣浮而上，人氣亦然，故刺之當淺，欲其無太過也；秋冬之時，陽氣沉而下，人氣亦然，故刺之當深，欲其無不及也。經曰：必先歲氣，無伐天和，此之謂也。

春夏各致一陰，秋冬各致一陽者，何謂也？然：春夏溫，必致一陰者，初下鍼，沉之至腎肝之部，得氣，引持之陰也。秋冬寒，必致一陽者，初內鍼，淺而浮之至心肺之部，得氣，推內之陽也。是謂春夏必致一陰，秋冬必致一陽。

致，取也。溫，時令溫也。寒，時令寒也。經言春夏養陽者，陽盛則陰不足，必取一陰之氣以養陽也。秋冬養陰者，陰盛則陽不足，必取一陽之氣以養陰也。沉之，深入其鍼至腎肝之位，引其陰氣，出之於陽也。浮之，謂淺內其鍼至心肺皮血之位，推其陰氣，入之於陰也。

按 滑氏曰：春夏氣溫，必致一陰者，春夏養陽之義也。初下鍼，即沉之至腎肝之部，俟其得氣，乃引鍼而提之，以至於心肺之分，所謂致一陰也。秋冬氣寒，必致一陽者，秋冬養陰之義也。初內鍼，淺而浮之，當心肺之部，俟其得氣，推鍼而內之，以達於腎肝之分，所謂致一陽也。然致陰致陽之說，越人特推其理有如是者耳。凡用鍼補瀉，自有所宜，初不必以是相拘也。

七十一難曰：經言刺榮無傷衛、刺衛無傷榮、何謂也？然：鍼陽者，臥鍼而刺之；刺陰者，先以左手攝按所鍼榮俞之處，氣散乃內鍼。是謂刺榮無傷衛，刺衛無傷榮也。

營衛者，血氣之道路，以陰陽而分表裏者也。營爲陰，衛爲陽，營行脈中屬裏，衛行脈外屬表，若營衛有病，各中其所，不得誅伐無過也。《素問·刺齊論》曰：刺骨無傷筋，刺筋無傷肉，刺肉無傷脈，刺脈無傷皮；刺皮無傷肉，刺肉無傷筋，刺筋無傷骨，亦此義也。衛爲外表，陽行乎脈外，欲其淺，故刺衛者，宜臥鍼而刺之，以陽氣輕浮，過之恐傷營也。營爲裏，陰行乎脈中，欲其深過衛，始可至營也，故刺營者，先以左手攝按所刺之穴良久，使衛氣漸散離其處，然後內鍼，則鍼得至營，而不傷衛矣。此刺陽刺陰之道也。

七十二難曰：經言能知迎隨之氣，可令調之。調氣之方，必在陰陽，何謂也？然：所謂迎隨者，知營衛之流行，經脈之往來也。隨其逆順而取之，故曰迎隨。

經言《靈樞·終始篇》曰：陽受氣於四末，陰受氣於五藏，故瀉者迎之，補者隨之，知迎知隨，氣可令和，和氣之方，必通陰陽，是迎隨之法，補瀉之道也。陽經主外，故從四末始。陰經主內，故從五藏始。迎者，鍼鋒迎其氣之方來而未盛，以奪之也。隨者，鍼鋒隨其氣之方去而未虛，以濟之也。然必知營衛之流行，經脈之往來，知之而後可察病之陰陽逆順，隨其所當而施補瀉也。

調氣之方，必在陰陽者，知其內外表裏，隨其陰陽而調之，故曰調氣之方，必在陰陽。

調氣之方，必在陰陽者，在，察也。內爲陰而主裏，外爲陽而主表，察其病在陰在陽，是虛是實，而補之瀉之，或從陽引陰，或從陰引陽，或陽病治陰，或陰病治陽，而令其調和也。楊氏曰：陰虛陽實者，則補陰瀉陽；陽虛陰實者，則補陽瀉陰。或陽並於陰，陰並於陽，或陰陽俱虛，或陰陽俱實，皆隨其病之所在而調之，則病無不已也。

按　鍼法言補，不可深泥，丹溪亦常論之，非無謂也。《素問・陰陽應象大論》曰：形不足者，溫之以氣；精不足者，補之以味。鍼乃砭石所製，既無氣，又無味，破皮損肉，發竅於身，氣皆從竅而出，何得爲補？經謂氣血陰陽俱不足，勿取以鍼，和以甘藥者是也。然《內》《難》鑿言補瀉之法者，何耶？夫讀書貴乎融貫，不可膠刻。迎而奪之，因屬瀉其實邪，隨其濟之，亦可去其虛邪。蓋邪去則正安，去邪即所以補正，非鍼法之補，能生長血氣也。仲景治虛勞而傷其營衛者，以大黃䗪蟲丸主之，方中多屬攻藥，以瘀血去，肺氣利，則新血自生，正氣自復，而營衛行。營衛行，則肌肉充，而虛勞補矣。此先聖後賢，其意一也。將謂鍼法之補，可代參地，則《靈樞・根結篇》何以有營氣不足，病氣不足？此陰陽氣俱不足也，不可刺之，刺之則重不足，重不足則陰陽俱竭，血氣皆盡，五藏空虛，筋骨髓枯，老者絕滅，壯者不復之說。若明乎此，補瀉非可以一法盡，豈獨鍼刺之無誤？即湯藥亦不致南轅北轍矣。

七十三難曰：諸井者，肌肉淺薄，氣少不足使也，刺之奈何？然：諸井者，木也；滎者，火也。火者，木之子。

當刺井者，以滎瀉之。故經言補者不可以爲瀉，瀉者不可以爲補，此之謂也。

諸井在手足指梢，故曰肌肉淺薄也。氣藏於肌肉之內，肌肉淺薄，則氣亦微，故曰氣少不足使也。井爲木，是火之母；滎爲火，是木之子，故肝木實，瀉其滎，此瀉子之法也。如用補，則當補其合也。但瀉之復不能補，故曰不可以爲補。蓋瀉則當以子，補則當以母，不可誤施也。

六十九難以別經爲子母，此則以一經爲子母，義雖各殊，其理一也。

按　滑氏曰：詳越人此說，專爲瀉井者言也，若當補井，則必補其合，故引經言補者不可以爲瀉，瀉者不可以爲補，各有攸當也。補瀉反，則病益篤，而有實實虛虛之患，可不謹歟！然瀉子法下，『故』字上，該有論補母之法，故以此二句總結之，否則文氣不屬，此中或有闕簡。經言無考，姑俟知者。

七十四難曰：經言春刺井，夏刺滎，季夏刺輸，秋刺經，冬刺合者，何謂也？然：春刺井者，邪在肝；夏刺滎者，邪在心；季夏刺輸者，邪在脾；秋刺經者，邪在肺；冬刺合者，邪在腎。

春刺井者，井爲木，非必春刺井，以其邪在肝木也。滎爲火，夏刺滎者，以其邪在心火也。輸爲土，季夏刺輸者，以其邪在脾土也。經爲金，秋刺經者，以其邪在肺金也。合爲水，冬刺合者，以其邪在腎水也。經言無考，越人去古未遠，古醫經猶得見之，而今亡矣。

按　《靈樞·順氣一日分爲四時篇》曰：藏主冬，冬刺井；色主春，春刺滎；時主夏，夏刺輸；音主長夏，長夏刺經；味主秋，秋刺合。是爲五變，以主五俞，與此同。蓋以五藏之氣，應五時之變，而取五俞，各有所主。刺隔一穴者，皆從子以透發母氣也。一言刺之正，一言刺之變，所以不同也。若四時氣篇曰：春取經，血脈分肉之間，甚者深取之，間者淺刺之。夏取盛經孫絡，取分肉間，絶皮膚。秋取經輸，邪在府，取之合。冬取井滎，必深留之。此言四時之氣，各有所在，故春取經脈於分肉之間，夏取盛經孫絡，分肉皮膚，蓋春夏之氣，從內而外也。秋取經輸，邪在府，取之合，此秋氣之復從外而內也。冬取井滎，必深留之，謂冬氣之藏於內也。本輸篇曰：春取絡脈諸滎，大筋分肉之間，甚者深取之，間者淺取之。夏取諸輸孫絡，肌肉皮膚之上。秋取諸合，餘如春法。冬取諸井諸輸之分，故深留之。此言陰陽氣血，隨四時之生長收藏，而淺深出入也。春氣在脈，故宜取絡脈。夏氣在孫絡，長夏氣在肌肉，故宜取孫絡肌肉皮膚之上，此春夏之氣，從內而外也。秋氣降收，故如春法。蓋復從孫絡而入於絡脈也。冬氣收藏，故欲深而留之。此四時出入之序，人氣之所處，病之所舍，五藏應五時之所宜也。此兩節又不同，然各有義理所在，不必求合也。

其肝心脾肺腎，而繫於春夏秋冬者，何也？然：五藏一病，輒有五也。假令肝病，色青者肝也，臊臭者肝也，喜酸者肝也，喜呼者肝也，喜泣者肝也。其病衆多，不可盡言也。四時有數，而並繫於春夏秋冬者也，鍼之要妙，在於秋毫者也。

此復問肝心脾肺腎繫於春夏秋冬之故，然五藏一病，輒有五邪，未可拘也。假令肝病，色青者肝也，肝主色也。

臊臭者肝也，而中有心病，心主臭，入肝爲臊也。喜酸者肝也，而中有脾病，脾主味，入肝爲酸也。喜呼者肝也，而中有肺病，肺主聲，入肝爲呼也。喜泣者肝也，而中有腎病，腎主液，入肝爲泣也。舉一肝藏，餘可類推，以明五藏六府之病衆多，不止於此，而皆統於金木水火土五行之所屬，如四時之有定數，而並繫於春夏秋冬之所屬也。然其用鍼要妙，則在於秋毫之間，而其變無窮也。惟所問五藏之病，何以與四時相應，而答辭止言病狀如此，滑氏疑有闕誤，信夫。

七十五難曰：經言東方實，西方虛；瀉南方，補北方，何謂也？然：金木水火土，當更相平。東方木也，西方金也。木欲實，金當平之；火欲實，水當平之；土欲實，木當平之；金欲實，火當平之；水欲實，土當平之。東方肝也，則知肝實；西方肺也，則知肺虛。瀉南方火，補北方水。南方火，火者，木之子也；北方水，水者，木之母也。水勝火，子能令母實，母能令子虛，故瀉火補水，欲令金不得平木也。經曰：不能治其虛，何問其餘，此之謂也。

此章諸家詮注，皆未足達越人之旨，惟徐氏《經釋》庶乎近焉，今就其義而引申之。東方實，西方虛者。東方木也，肝也；西方金也，肺也。人之五藏，應乎五行，宜平伏，不宜偏勝，若或一藏獨勝，則疾病生，須憑補瀉以調之也。調之之法，而言瀉南方，補北方者，南方火爲木之子，北方水爲木之母也。論五行本然之道，木實金當平之，火實水當平之，土實木當平之，金實火當平之，水實土當平之，此自然之理也。今東方肝實，西方肺虛，金虛何能平木，論治當抑其太過，扶其不及，故曰瀉南方火，補北方水，此實則瀉其子也。夫火者，木之子也；水者，木之母也，瀉火則火衰，而盜泄母氣，其火之勢減，亦不能淩金，補水則火氣愈弱，更竊木氣，故曰水勝火也。況木氣即泄，金不受淩，則虛者自復，復則遂得平木之實用。水既剋火，其勢益實，是以木之母水，勝木之子火也。而謂之子令母實，母令子虛者，蓋木之子火，爲木之母水所剋製，則火能益水之氣，故曰子令母實，而水剋火，能奪火之氣，故曰母令子虛也。

觀上下文義，則此子母兩字，皆就肝木而言，抑木即所以扶金也。越人猶恐讀者誤會，更申其義曰：故瀉火補水者，欲令金得以平木也。若不知治金虛之法，止以一經爲補瀉，則他病亦不能治也。金下之不字，滑氏謂衍文宜刪，極是。

按　滑氏曰：金不得平木，不字疑衍文。東方實，西方虛，瀉南方，補北方者，木金火水，欲更相平也。木火土金水之欲實，五行之貪勝而務權也。金水木火土之相平，以五行所勝，而製其貪也。經曰：一藏不平，所勝平之，東方肝也，西方肺也。東方實，則知西方虛矣，若西方不虛，則東方安得過於實耶？或瀉或補，要亦抑其盛，濟其不足，損過就中之道也。水能勝火，子能令母實，母能令子虛。瀉南方火者，奪子之氣，使食母之有餘；補北方水者，益子之氣，使不食於母也。如此，則過者退而抑者進，金得平其木，而東西方無復偏勝偏虧之患矣。

越人之意，大抵謂東方過於實，而西方之氣不足，故瀉火以抑其木，補水以濟其金，是乃使金得與水相停，故曰欲令金得平木也。若曰金不得平木，則前後文義窒礙，竟説不通，使肝木不過，肺金不虚，復瀉火補水，不幾於實實虚虚耶。八十一難文義，正與此互相發明。九峰蔡氏謂水火金木土，惟脩取相製，以泄其過，其意亦同。故結句云：不能治其虚，何問其餘，蓋爲知常而不知變者之戒也。此篇大意，在肝實肺虚，瀉火補水上。或問子能令母實，母能令子虚，當瀉火補土爲是。蓋子有餘，則不食母之氣，母不足，則不能蔭其子。瀉南方火，乃奪子之氣，使食母之有餘；補中央土，則益母之氣，使得以蔭其子也。今乃瀉火補水何歟？曰：此越人之妙，一舉而兩得之者也。且瀉火一則以奪木之氣，一則以去金之剋，補水一則以益金之氣；一則以製火之光，若補土則一於助金而已，不可施於兩用，此所以不補土而補水也。或又問母能令子實，子能令母虚，五行之道也。今越人乃謂子能令母實，母能令子虚，何哉？曰：是各有其説也。母能令子實，子能令母虚者，五行之生化。子能令母實，母能令子虚者，鍼家之予奪，固不相侔也。四明陳氏曰：仲景云，木行乘金，名曰横。《内經》曰：氣有餘，則製以所勝，而侮所不勝，木實金虚，是木横而淩金，侮所不勝也。木實本以金平之，然以其氣正強而横，金平之，則兩不相伏而戰，戰則實者亦傷，虚者亦敗，金虚本資氣於土，然其時土亦受製，未足以資之，故取水爲金之子，又爲木之母，於是瀉火補水，使水勝火，則火餒而取氣於木，木乃減而不復實。水爲木母，此母能令子虚也。木既不實，其氣乃平，平則金免木淩，而不復虚，水爲金子，此子能令母實也。所謂金不得平，木不得淩，以金平其木，必瀉火補水，而旁治之，使木金之氣，自然兩平耳。今按陳氏此説，亦自有理，但爲不之一字所纏，未免牽強費辭，不若直以不字爲衍文爾。觀八十一篇中，當知金平木一語可見矣。

滑氏注於釋，子令母實，母令子虛，未能明顯，不若陳氏之說，較爲曉暢也。然以木爲火之母，水爲金之子爲言，其義雖通，於越人之旨，究隔一間。

又按　王氏曰：餘每讀至此難，未嘗不歎夫越人之得經旨，而悼夫後世之失經旨也。先哲有言，凡讀書不可先看注解，且將經文反復而詳味之，得自家有新意，卻以注解參校，庶乎經旨昭然，而不爲他說所蔽。若先看注解，則被其說橫吾胸中，自家卻無新意矣。余平生所佩服此訓，所益甚多。且如《難經》此篇，其言周備純正，足爲萬世法，後人紛紛之論，其可憑乎？夫實則瀉之，虛則補之，此常道也，人皆知之。今肝實肺虛，乃不瀉肝而瀉心，此則人亦知之。至於不補肺補脾而補腎，此則人不能知，惟越人知之耳。夫子能令母實，母能令子虛，以常情觀之，則曰心火實，致肝木亦實，此子能令母實也。脾土虛，致肺金亦虛，此母能令子虛也。

心火實固由自旺，脾土虛，乃由肝木製之，法當瀉心補脾，則肝肺皆平矣。越人則不然，其子能令母實，子謂火，母謂木，固與常情無異，其母能令子虛。母謂水，子謂木，則與常情不同矣。故曰水者木之母也。『子能令母實』一句，言病因也。『母能令子虛』一句，言治法也。其意蓋曰，火爲木之子，子助其母，使之過分而爲病矣。今將何以處之？惟有補水瀉火之治而已。

夫補水者，何謂也？蓋水爲木之母，若補水之虛，使力可勝火，火勢退而木勢亦退，此則母能虛子之義，所謂不治之治也。若曰不然，則『母能令子虛』一句，將歸之脾肺乎？既歸於脾肺，今何不補脾乎？夫五行之道，其所畏者，畏所剋耳。今火大旺，水大虧，火何畏乎？惟其無畏，則愈旺而莫能製，苟非滋水以求勝之，孰能勝也。

『水勝火』三字，此越人寓意處，細觀之，勿輕忽也。雖瀉火補水並言，然其要又在補水耳。後人乃言獨瀉火，而不用補水。又曰：瀉火即是補水，得不大違越人與經旨之意乎？若果不用補水，經不必言補北方，越人不必言補水矣。雖水不虛，而火獨暴旺者，固不必補水亦可也。若先因水虛而致火旺者，不補水可乎？水虛火旺而不補水，則藥至而暫息，藥過而復作，將積年累月，無有窮已，安能絶其根哉！雖苦寒之藥，通爲抑陽扶陰，不過瀉火邪而已，終非腎藏本藥，不能滋養北方之真陰也。欲滋真陰，舍地黄、黄檗之屬不可也。且夫肝之實也，其因有二：心助肝，肝實之一因也；肺不能製肝，肝實之二因也。肺之虛也，其因亦有二：心剋肺，肺虛之一因也；脾受肝剋，而不能生肺，肺虛之二因也。今補水而瀉火，火退則木氣削。又金不受剋而製木，東方不實矣。金氣得平，又土不受剋而生金，西方不虛矣。若以虛則補母言之，肺虛則當補脾，豈知肝氣正盛，剋土之深？雖每日補脾，安能敵其正盛之勢哉！從使土能生金，金受火剋，亦所得不償所失矣，此所以不補土而補水也。或疑木旺補水，恐水生木，而木愈旺，故聞獨瀉火不補水論，忻然而從之，殊不知木已旺矣，何待生乎！況水之虛，雖峻補不能復其本氣，安有餘力生木哉？若能生木，則能勝火矣。

或又謂補水者，欲其不食於母也。不食於母，則金還矣。豈知火剋金，土不生金？金之虛已極，尚不能自給，水雖食之，何所食乎？若然，則金虛不由於火之剋，土之不生，而由於水之食耳，豈理也哉！從水不食金，金亦未必能復常也。『金不得平木』一句，多一『不』字，所以瀉火補水者，正欲使金得平木也，『不』字當刪去。不能治其虛，何問其餘？虛指肺虛而言也。瀉火補水，使金得平木，正所謂能治其虛。不補土，不補金，乃瀉火補水，使金自平，此法之巧而妙者。

苟不能曉此法，而不能治此虚，則不須問其他，必是無能之人矣。故曰：不能治其虚，何問其餘？若夫上文所謂金木水火土更相平之義，不解而自明，茲故弗具也。夫越人，亞聖也，論至於此，敢不斂衽。但説者之斁蝕，故辨之。

愚按　伯仁受鍼法於東平高洞陽，故專以鍼法補瀉注，安道不習鍼，故以用藥論。若越人則一以貫之，學者習玩斯篇，於補瀉之法，獲益非淺。

七十六難曰：何謂補瀉？當補之時，何所取氣？當瀉之時，何所置氣？然：當補之時，從衛取氣；當瀉之時，從榮置氣。其陽氣不足，陰氣有餘，先補其陽，而後瀉其陰；陰氣不足，陽氣有餘，當先補其陰，而後瀉其陽。營衛通行，此其要也。

衛爲陽而主氣，乃陽明水穀之悍氣，合經脈中出諸氣街之氣血，散入孫絡，纏布周身，以充膚熱肉，澹滲毫毛者也。營爲陰而主血，乃奉心化赤之血氣，由心至胞室，循行十二經脈，日夜五十周，以應呼吸漏下者也。《靈樞·衛氣篇》曰：浮氣之不循經者，爲衛氣，其精氣之行於經者，爲營氣是也。此言用鍼取何氣爲補，而其所瀉之氣，則置之何地也。答辭謂補則從衛取氣，蓋取浮氣之不循經者以補虚處；瀉則從營置氣，置猶棄置之置，蓋從營置其氣而不用也。然人之病情不一，補瀉之法，尤當審其陰陽虚實也。若衛虚而營實者，以陽氣不足，陰氣有餘，則先補陽而後瀉陰以和之。若營虛而衛實者，以陰氣不足，陽氣有餘，則先補陰而後瀉陽以和之。如此補瀉之法，先後有序，則陰陽得其平，營衛之氣，自然通暢流行矣。終始篇曰：陰盛而陽虛，先補其陽，後瀉其陰而和之；陰虛而陽盛，先補其陰，後瀉其陽而和之。所謂盛則瀉之，虛則補之，此其義也。

七十七難曰：經言上工治未病，中工治已病者，何謂也？所謂治未病者，見肝之病，則知肝當傳之與脾，故先實其脾氣，無令得受肝之邪，故曰治未病焉。中工治已病者，見肝之病，不曉相傳，但一心治肝，故曰治已病也。

《靈樞·逆順篇》曰：上工刺其未生者也，其次刺其未盛者也，其次刺其已衰者也；下工刺其襲者也，與形之盛者也，其病之與脈相逆者也。故曰：方其盛也，勿敢毀傷，刺其已衰，事必大昌。故曰：上工治未病，不治已病，此之謂也。此言治病，上工刺其病之未生，其次刺其初來未盛，再其次則刺其已衰，如兵法之避其來鋭，擊其惰歸也。故伯高曰：無迎逢逢之氣，無擊堂堂之陣，無刺熇熇之熱，無刺漉漉之汗，無刺渾渾之脈，無刺病與脈相逆者是也。下工不知此義，刺其邪之方襲於經脈之中，或刺其邪之方盛於皮膚之間，或刺其邪正相攻之時，不能圖功，皆足以僨事也。此論刺法須及其病未生，並方退之時，乃可用鍼。然凡病皆當預圖於早，勿待病成方治，以貽後悔也。治之早，則用力少而成功多，所謂曲突徙薪之勳，宜加於焦頭爛額之上也。治病固當如此，而處天下事概當如此，豈止鍼法爲然哉？夫五藏之氣旺，則資其所生，由肝生心，心生脾，脾生肺，肺生腎，腎生肝，順傳則吉也。病則侮其所剋，肝剋脾，脾剋腎，腎剋心，心剋肺，肺剋肝，逆傳則凶也。上工治未病者，治所傳未病之藏也。是以見肝之病，知肝傳脾，當先實脾，使肝病不得傳而可愈也，故曰治未病。中工昧此，見肝病而徒治其肝，則肝病未已，脾病復起，故曰治已病也。《素問·玉機真藏論》曰：五藏受氣於其所生，傳之於其所勝，氣舍於其所生，死於其所不勝，病之且死，必先傳行至其所不勝，病乃死，此言氣之逆行，故死。亦此義也。

按　此章乃古醫經奧旨微言，越人暢其厥義，然又有未盡者，仲景《金匱》引申之，足爲後學津筏。問曰：上工治未病，何也？師曰：夫治未病者，見肝之病，知肝傳脾，當先實脾，四季脾旺不受邪，勿補之。中工不曉相傳，見肝之病，不解實脾，惟治肝也。夫肝之病，補用酸，助用焦苦，益用甘味之藥調之。酸入肝，焦苦入心，甘入脾，脾能製腎，腎氣微弱，則水不行。水不行，則心火氣盛；心火氣盛，則製肺，肺被製，則金氣不行；金氣不行，則肝氣盛，則肝自愈，此治肝補脾之要妙也。肝虛則用此法，實則不再用之。經曰：虛虛實實，補不足，損有餘，是其義也。餘藏准此。此條須分三段看，上段言肝病必傳於脾，木剋土也。上工必先實脾，脾實不受木剋，則肝病以不得傳而可愈也。然藏氣之衰旺，與時令相流通，四季辰戌丑未四月，每季土旺十八日，合算奇零，以五行各旺七十二日之數。脾土當旺，則不受邪，即勿補之，而肝木亦不得肆其侮也。設過補脾，又犯實實之戒矣。中工不識五行衰旺傳剋之義，見肝之病，惟治已病之肝，不知實未病之脾也。中段言肝之爲病多虛，蓋虛則受邪也。肝木既虛，肺金必侮其不勝，上工治此，必在肺金未侮肝木之先，有以製之。

用酸以補肝之本體，用焦苦以助其子心火，使不泄肝木之氣，而剋製肺金，用甘以益脾土而製水，水弱則火旺，火旺則金製，金製則木不受剋，而肝病自愈矣。此亢則害，承乃製，隔二隔三之治，故曰此治肝補脾之要妙也。末段言肝虚則用此法，肝實不用此法也。中工不明虚實之理，虚者瀉之，是爲虚虚；實者補之，是爲實實。故又引經文補不足，瀉有餘，以證其義。而再曰，餘藏准此，蓋舉一肝藏，一隅三反，餘可類推也。此與七十五難之瀉南方補北方之義略同。而尤氏注《金匱》，不明隔治之理，謂酸入肝以下十五句，爲後人添注，誤矣。

七十八難曰：鍼有補瀉，何謂也？然：補瀉之法，非必呼吸出内鍼也。知爲鍼者，信其左；不知爲鍼者，信其右。當刺之時，必先以左手厭按所鍼滎輸之處，彈而努之，爪而下之，其氣之來，如動脈之狀，順鍼而刺之。得氣，因推而内之，是謂補；動而伸之，是謂瀉。不得氣，乃與男外女内；不得氣，是謂十死不治也。

鍼法之補瀉，候呼内鍼，候吸出鍼者，補也；候吸内鍼，候呼出鍼者，瀉也。《素問·離合真邪論》曰：吸則内鍼，無令氣忤，静以久留。無令邪布，吸則轉鍼，以得氣爲故，候呼引鍼，呼盡乃去，大氣皆出，故命曰瀉。呼盡内鍼，静以久留，以氣至爲故，如待所貴，不知日暮，其氣以至，適而自護，候吸引鍼，氣不得出，各在其處，推闔其門，令神氣存，大氣留止，故命曰補。此《内經》呼吸出内，補瀉候氣之常法也。越人以鍼法不僅乎此，善於用鍼者，凡下鍼之時，先定其穴，便以左手厭按所鍼之處，以指彈擊而努揉之，以爪掐引而下之，以致其氣。其氣之來，如動脈之狀，順鍼而刺之，鍼得氣，推其鍼而内入之，是謂補。摇動其鍼而引伸之，是謂瀉。

若候氣久而不至，於男子則候之於衛外，女子則候之於營內。若再求之不得，則營衛之氣已脫，鍼必無功，是屬不治之證也。

按　滑氏曰：彈而努之，鼓勇之也。努，讀若怒。爪而下之，掐之稍重，皆欲致其氣之至也。氣至指下，如動脈之狀，乃乘其至而刺之。順，猶循也，乘也，停鍼待氣，氣至鍼動，是得氣也。因推鍼而內之，是謂補。動鍼而伸之，是謂瀉。此越人心法，非呼吸出內者也，是固然矣。若停鍼候氣，久而不至，乃與男子則淺其鍼而候之衛氣之分，女子則深其鍼而候之營氣之分，如此而又不得氣，是謂其病終不可治也。篇中前後二『氣』字不同，不可不辨。前言氣之來如動脈狀，未刺之前，左手所候之氣也。後言得氣不得氣，鍼下所候之氣也，此是兩節。周仲立乃云：凡候氣左手宜略重之，候之不得，乃與男則少輕其手，於衛氣之分候之，女則重其手，於營氣之分候之，如此則既無前後之分，又昧停鍼待氣之道，尚何所據爲補瀉耶！

七十九難曰：經言迎而奪之，安得無虛？隨而濟之，安得無實？虛之與實，若得若失；實之與虛，若有若無，何謂也？

經言《靈樞・九鍼十二原篇》曰：迎而奪之，惡得無虛；隨而濟之，惡得無實。迎之隨之，以意和之，鍼道必矣。小鍼解曰：言實與虛，若有若無者，言實者有氣，虛者無氣也。爲虛爲實，若得若失者，言補者似然，若有得也；瀉則怳然，若有失也。此節全引經文問補瀉虛實之義也。

然：迎而奪之者，瀉其子也；隨而濟之者，補母也。假令心病，瀉手心主輸，是謂迎而奪之者也；補手心主井，是謂隨而濟之者也。

迎而奪之者，瀉也。隨而濟之者，補也。假令心病，瀉手心主輸者，心爲君主，法不受病，受病者，手心主包絡也。《靈樞》所謂少陰無輸者是也。心，火也，包絡屬手厥陰，相火也。其輸大陵，土也。土爲火之子，瀉其輸，乃實則瀉其子也。迎謂取氣，奪謂瀉氣也。心主之井，中衝木也，木爲火之母，今補心主之井，乃虛則補其母也，隨謂自衛取氣，濟謂補不足之經也。

所謂實之與虛者，牢濡之意也。氣來實牢者爲得，濡虛者爲失，故曰若得若失也。

五藏虛即補其母，是謂隨而濟之也；實即瀉其子，是謂迎而奪之也。欲爲補瀉，當先候鍼下之氣；如氣來充實堅牢者爲得，可瀉之；如氣來濡弱虛微者爲失，可補之。設不明實牢虛濡，安能辨其若得若失也哉？

按　汪機曰：《内經》岐伯曰，迎而奪之，惡得無虛，言邪之將發也，先迎而亟奪之，無令邪布，故曰卒然逢之，早遏其路。又曰：方其來也，必按而止之，此皆迎而奪之，不使其傳經而走絡也。仲景曰：太陽病頭痛，七日以上自愈者，以其行經盡故也。若欲作再經者，鍼足陽明，使經不傳則愈。刺瘧論曰：瘧發身方熱，刺跗上動脈，開其孔，出其血立寒。瘧方欲寒，刺手陽明太陰、足陽明太陰，隨井輸而刺之，出其血，此皆迎而奪之之驗也。夫如是者，譬如賊將臨境，則先奪其便道，斷其來路，則賊失其所利，惡得不虛，而流毒移害，於此可免矣。隨而濟之，惡得無實，言邪之已過也，隨後以濟助之，無令氣忤。故曰視不足者，視其虛絡，按而致之而刺之，無出其血，無泄其氣，以通其經，神氣乃平。謂但通經脈，使其和利，抑按虛絡，令其氣致。又曰：太陰瘧，病至則善嘔，嘔已乃衰，即取之，言其衰即取之也。此皆隨而濟之，因其邪過經虛，而氣或滯鬱也。經曰：刺微者，按摩勿釋，著鍼勿斥，移氣於不足，神氣乃得。岐伯曰：補必用員，員者行也，行者移也，謂行未行之氣，移未復之脈，此皆隨而濟之之證也。所以然者，譬如人弱難步，則隨助之以力，濟之以舟，則彼得有所資，惡得不實，其經虛氣之鬱，於此可免矣。迎奪隨濟，其義如此。《難經》曰：迎而奪之者，瀉其子也；隨其濟之者，補其母也。假令心病，火也，土爲火之子，手心主之輸，大陵也，實則瀉之，是迎而奪之也。木者火之母，手心主之井，中衝也，虛則補之，是隨而濟之也。迎者迎於前，隨者隨其後，此假心爲例，餘可類推。補瀉之云，手心主所謂少陰無輸，手少陰與手厥陰同治也。

調氣必在陰陽者，內爲陰，外爲陽，裏爲陰，表爲陽，察其病之在陰在陽而調之也。如陰虛陽實，則補陰瀉陽；陽虛陰實，則補陽瀉陰。或陽並於陰，陰並於陽，或陽陰俱虛俱實，皆隨其所見而調之。《內》《難》所論迎隨不同者，《內經》通各經受病言，《難經》主一經受病言，病合於《內經》者，宜從《難經》子母迎隨之法治之，各適其宜，庶合經意。又《玄珠經》曰：五運之中，必折其鬱氣，先取化源，其法：太陽司天，取九月瀉水之源；陽明司天，取六月瀉金之源；少陰司天，取三月瀉火之源；太陰司天，取五月瀉土之源；厥陰司天，取年前十二月瀉木之源，乃用鍼迎而取之之法也。詳此迎取之法，乃治氣運勝實淫鬱，故用此法以治之，與《內》《難》之法不同也。汪氏會通《內》《難》，釋明迎隨補瀉之義，亦頗曉暢，有益來茲，不嫌重復，故並録之。

八十難曰：經言有見如入，有見如出者，何謂也？然：所謂有見如入者，謂左手見氣來至，乃內鍼，鍼入見氣盡，乃出鍼。是謂有見如入，有見如出也。

此論鍼之出入，必見其氣之已至已盡，而後可出可入也。經言有見如入，有見如出者，謂凡欲刺，先以左手按其穴，候其穴中之氣來，而內其鍼；鍼入候其氣盡，乃出其鍼，非迎隨補瀉之法也。滑氏曰：所謂有見如入下，當欠『有見如出』四字。

如讀若『而』，《孟子》書望道而未之見，而讀若『如』，蓋通用也。

八十一難曰：經言無實實虛虛，損不足而益有餘，是寸口脈耶，將病自有虛實耶，其損益奈何？然：是病非謂寸口脈也，謂病自有虛實也。假令肝實而肺虛，肝者，木也；肺者，金也，金木當更相平，當知金平木。假令肺實而肝虛，微少氣，用鍼不補其肝，而反重實其肺，故曰實實虛虛，損不足而益有餘，此者中工之所害也。

經言《靈樞·九鍼十二原》也。夫治病之法，以平爲期，虛者補之，實者瀉之，不足者益之，有餘者損之。若實者宜瀉，而反補之；虛者宜補，而反瀉之；不足者反損之；有餘者反益之。此皆誤治也。故曰：無實實，無虛虛，損不足，益有餘也。但此所謂之虛實者，不知其指脈言也，抑指病言也，故曰：是寸口脈耶，將病有虛實耶！其損益之法將如何以治之？故曰：其損益奈何？然此非脈之虛實，乃病自有之虛實也。故曰，是病非謂寸口脈也。假令肝實肺虛，則金無平木之力，當知瀉南方火，補北方水，作隔二隔三之治，其金木始得相平也。設或肺實肝虛，便當抑金扶木。而粗工昧此，不知補肝，而反重實其肺，如此則肺益實而肝益虛，是不獨不明隔治之法。而虛實莫辨，反損其不足，益其有餘，不惟不能治其病，而反害其人矣。故復申之曰：實實虛虛，損不足，益有餘，此者中工之害也。此章雖言鍼法之補瀉，實爲總結全篇綱領，蓋醫家於虛實之間，不容稍誤；若或稍誤，害如反掌，故越人不憚反復丁甯，諄諄垂戒也。

或問《難經》問難《內經》之義者也，而《內經》當難之義，未必止此，而越人獨問八十一難，何所取義耶？曰：昉於老子道生一，一生二，二生三，三之爲九，故九而九之，爲八十一章。太玄以一元爲三方，自是爲九，而積之爲八十一首。《素問·離合真邪論》，九九八十一篇，以起黃鐘數焉。古書多以八十一篇爲數者，實本乎此。然辭雖簡而義賅，於診法、經絡、藏象、病能、腧穴、鍼法，莫不咸備。如脈有根本，人有元氣，男生於寅，女生於申，木所以沉，金所以浮，金生於巳，水生於申，瀉南方火，補北方水諸說，《靈》《素》未見，皆足以羽翼經文。而診法獨取寸口以三部，其事約而易明，實爲不磨之矜式也。詳其設問之辭，稱經言者，出於《素問》《靈樞》二經固多，亦有二經無所見者，蓋摭於古醫經。是《難經》一書，實與《內經》相表裏，而不可歧視者也。若潛心研究，尋其指趣，雖不能洞見五藏癥結，亦思過半矣。

上第六卷，六十九難至八十一難，論鍼法。

難經・難經正義：

陰陽、五行、六經辨證，精解釋疑古代醫學，指引診療之道

主　　編：楊建宇，翟鳳霞，楊碩
發 行 人：黃振庭
出 版 者：崧燁文化事業有限公司
發 行 者：崧燁文化事業有限公司
E-mail：sonbookservice@gmail.com
粉 絲 頁：https://www.facebook.com/sonbookss/
網　　址：https://sonbook.net/
地　　址：台北市中正區重慶南路一段 61 號 8 樓
8F., No.61, Sec. 1, Chongqing S. Rd., Zhongzheng Dist., Taipei City 100, Taiwan

電　　話：(02)2370-3310
傳　　真：(02)2388-1990
印　　刷：京峯數位服務有限公司
律師顧問：廣華律師事務所 張珮琦律師

定　　價：299 元
發行日期：2024 年 11 月第一版
◎本書以 POD 印製

國家圖書館出版品預行編目資料

難經．難經正義：陰陽、五行、六經辨證，精解釋疑古代醫學，指引診療之道 / 楊建宇，翟鳳霞，楊碩主編．-- 第一版．-- 臺北市：崧燁文化事業有限公司, 2024.11
面；　公分
POD 版
ISBN 978-626-416-139-8(平裝)
1.CST: 難經 2.CST: 中醫典籍
413.12　　　113017452

電子書購買

爽讀 APP

臉書